立春

立春是二十四节气之首，一年四时之始。

立春的节气厨房菜是春盘，即春卷。春盘始于晋代的五辛盘，用胡荽（香菜）、葱、蒜、韭菜、芸薹（油菜）五种春菜杂和而成，取迎新之意。

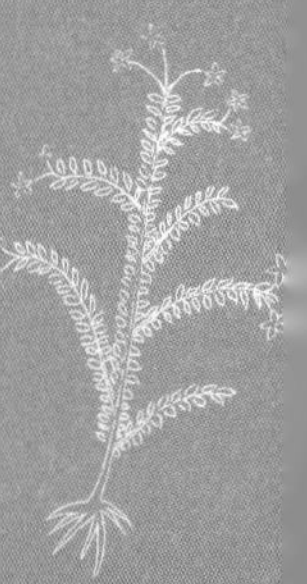

胡荽

卷一。菜类

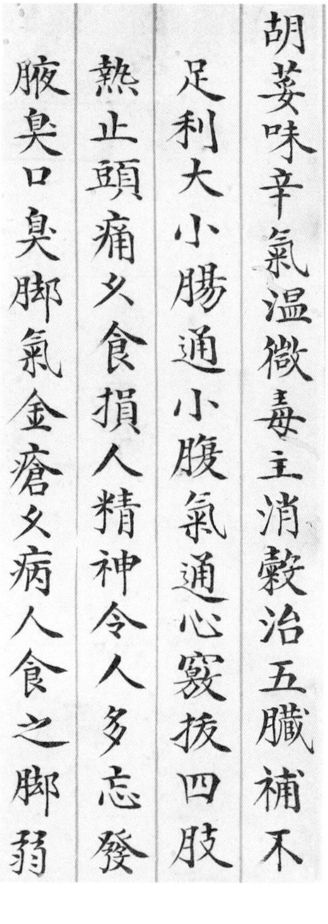
胡荽味辛氣温微毒主消穀治五臟補不足利大小腸通小腹氣通心竅拔四肢熱止頭痛久食損人精神令人多忘發腋臭口臭腳氣金瘡久病人食之腳弱

胡荽，味辛，气温，微毒。主消穀（谷），治五脏，补不足，利大小肠，通小腹气，通心窍，拔四肢热，止头痛。久食损人精神，令人多忘，发腋臭、口臭、脚气、金疮。久病人食之脚弱。

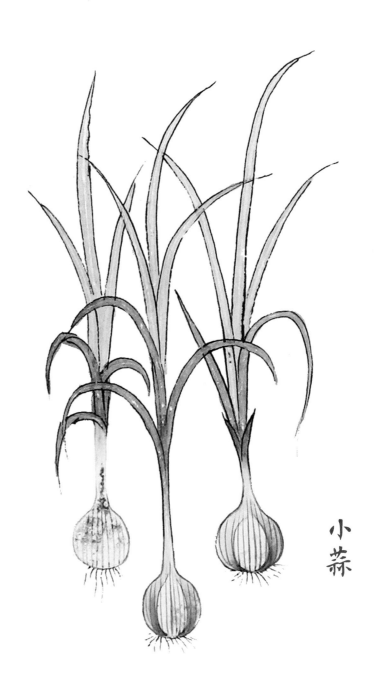

小蒜

第一候 东风解冻

立春

飒飒东风细雨来，芙蓉塘外有轻雷。
金蟾啮锁烧香入，玉虎牵丝汲井回。
——［唐］李商隐《无题》

小蒜

卷一。菜类

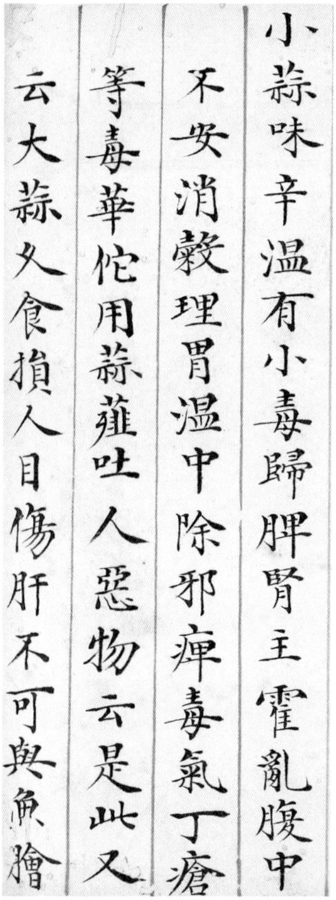

小蒜味辛温有小毒歸脾胃主霍亂腹中
不安消穀理胃温中除邪痺毒氣丁瘡
等毒華佗用蒜虀吐人惡物云是此又
云大蒜久食損人目傷肝不可與魚膾

小蒜，味辛，温，有小毒，归脾肾。主霍乱，腹中不安，消谷，理胃温中，除邪痹毒气、丁疮等毒。华佗用蒜虀吐人恶物，云是此。又云，大蒜久食损人目，伤肝，不可与鱼脍同食。

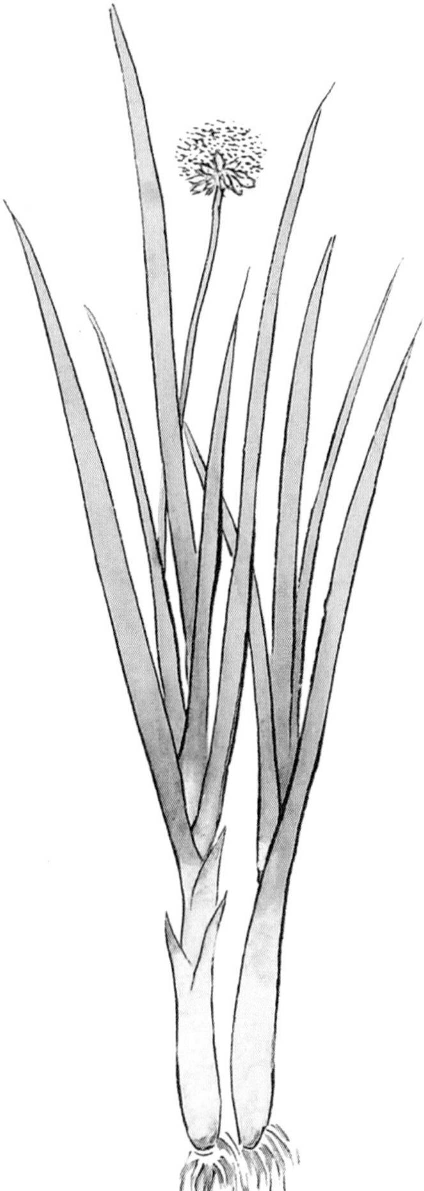

葱

立春

第二候 蛰虫始振

蛰虫始振，音在斯。
五声六律，旋相为。
韶继夏心，备咸池。

——［南北朝］萧子云
《相和六引·其三·角引》

葱

卷一。菜类

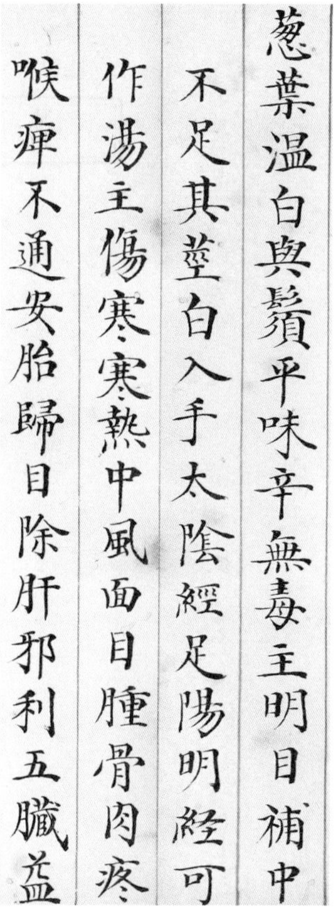

葱葉溫白與鬚平味辛無毒主明目補中不足其莖白入手太陰經足陽明經可作湯主傷寒寒熱中風面目腫骨肉疼喉痺不通安胎歸目除肝邪利五臟益

葱，叶温，白与须平，味辛，无毒。主明目，补中不足。其茎白入手太阴经、足阳明经，可作汤。主伤寒、寒热、中风、面目肿、骨肉疼、喉痹不通、安胎。归目，除肝邪，利五脏，益瞳睛，杀百药毒，通大小肠。

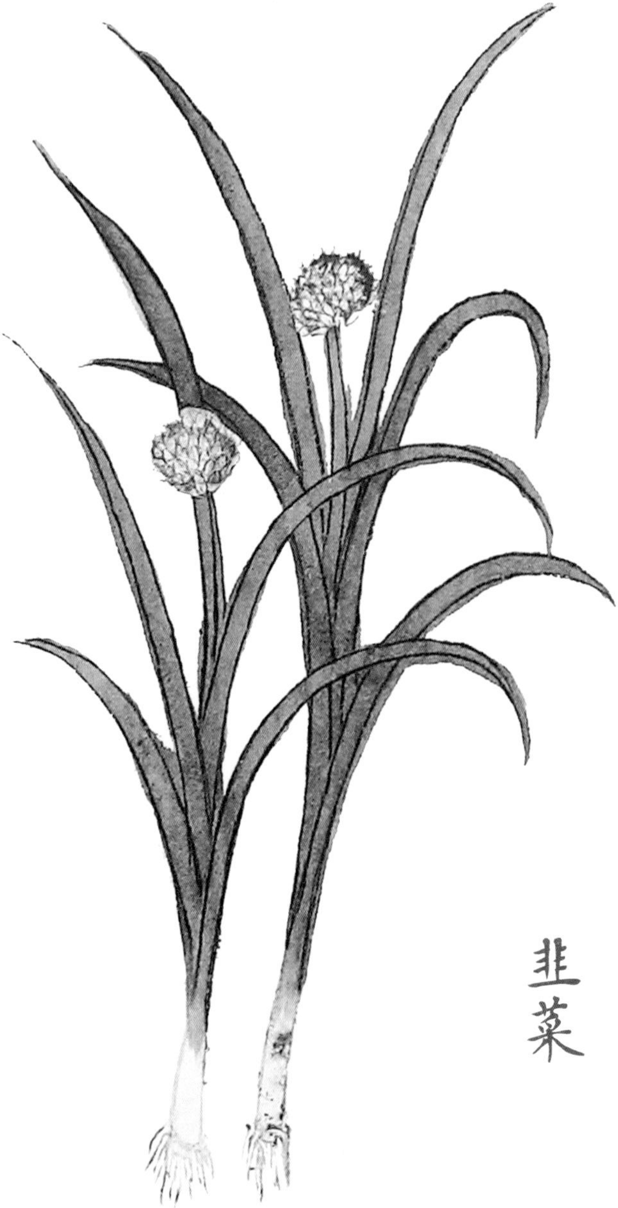

韭菜

第三候

鱼陟负冰

立春

候雁来归北，寒鱼陟负冰。
相乌风色改，阳欲日华升。
——［宋］司马光《春帖子词·皇帝阁六首》

韭菜

卷一◦菜类

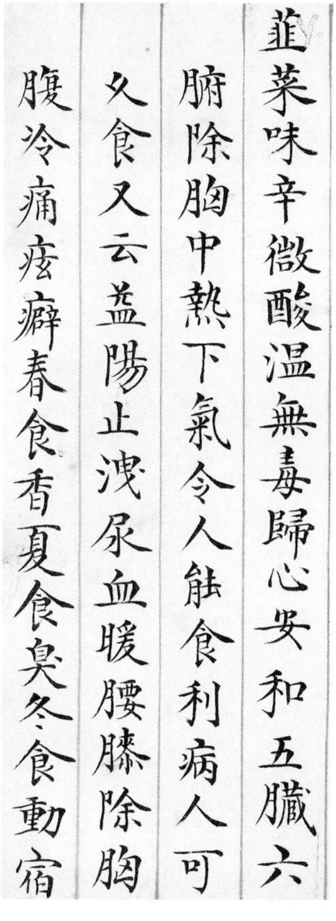
韮菜味辛微酸温無毒歸心安和五臟六腑除胸中熱下氣令人能食利病人可久食又云益陽止洩尿血暖腰膝除胸腹冷痛痃癖春食香夏食臭冬食動宿

韭菜，味辛、微酸，温，无毒。归心。安和五脏六腑，除胸中热，下气，令人能食，利病人，可久食。又云：益阳，止泄（泻）尿血，暖腰膝，除胸腹冷痛、痃癖。春食香，夏食臭，冬食动宿饮，五月食昏人乏力。不可合牛肉食，酒后忌食。

蘄菜

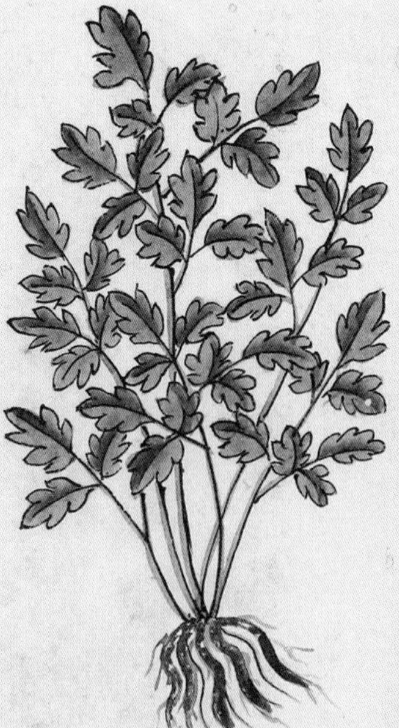

蘄菜味甘無毒主女子崩中帶下止血養精保血脉益氣令人肥健嗜食又止煩熱渴去伏熱殺藥毒置酒醬中香美和醋食益滋人但損齒生黑作虀菹煮食

芹菜

◎养生疗疾功效

止血养精、益气。

◎古籍原文翻译

芹菜主治女子不在经期而阴道出血量多和白带异常，有止血之效，可使人保养精神，保护血脉，补气，使人身体强健，食欲好。放在酒、酱中食用非常香美，与醋一起食用更加滋补人体，只是会损伤牙齿，使牙齿变黑。

◎中医名词注解

崩中带下：崩中，女子不在经期而阴道出血量多；带下，白带异常的疾病。

益气：补益中气。

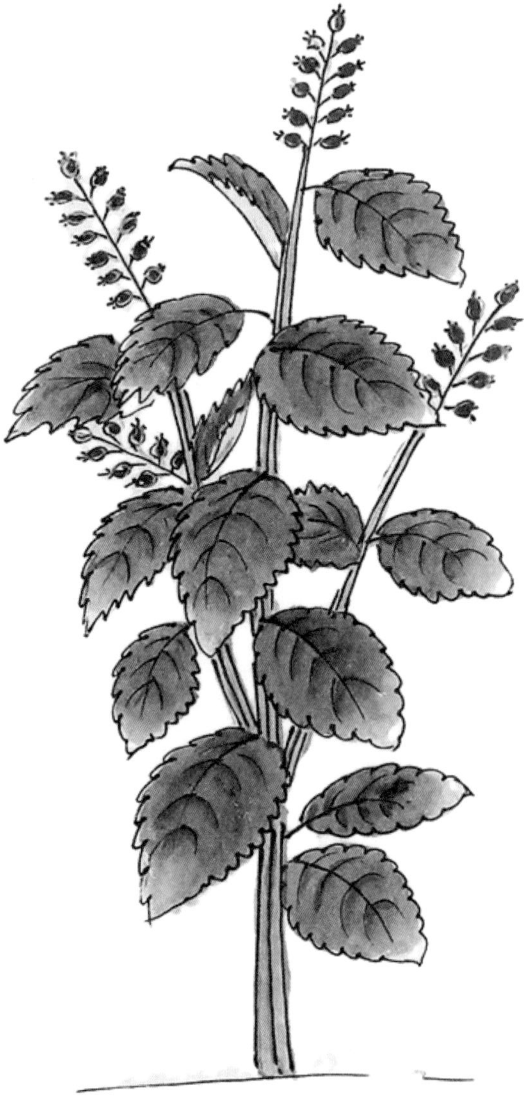

紫苏

雨水

雨水节气标志着降雨开始。古人说：『东风解冻，冰雪皆散而为水，化而为雨，故名雨水。』春雨滋润万物，施行仁德。唐代孙思邈《备急千金要方》中记载：『春时宜食粥。』雨水的节气厨房菜是红枣山药粥。

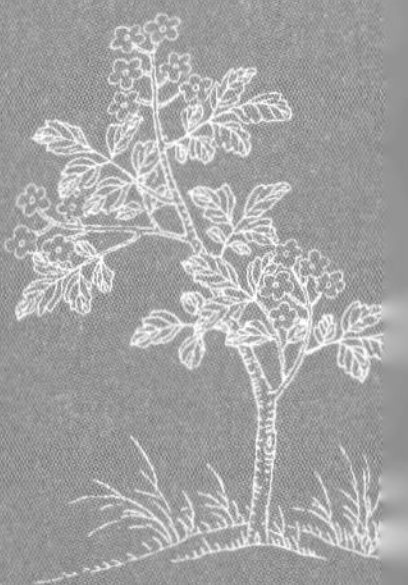

紫苏

卷一。菜类

紫蘇味辛甘氣温主下氣除寒中觧肌發表通心經治心腹脹滿開胃下食止脚氣通大小腸煑汁飲之治蟹毒子尤良主肺氣喘急欬逆潤心肺消痰氣腰脚

紫苏，味辛甘，气温。主下气，除寒中，解肌发表，通心经，治心腹胀满，开胃下食，止脚气，通大小肠。煮汁饮之，治蟹毒。子尤良，主肺气喘急咳逆，润心肺，消痰气，腰脚中湿风结气，调中下气，止霍乱、呕吐反胃，利大小便，破症结，消五膈。

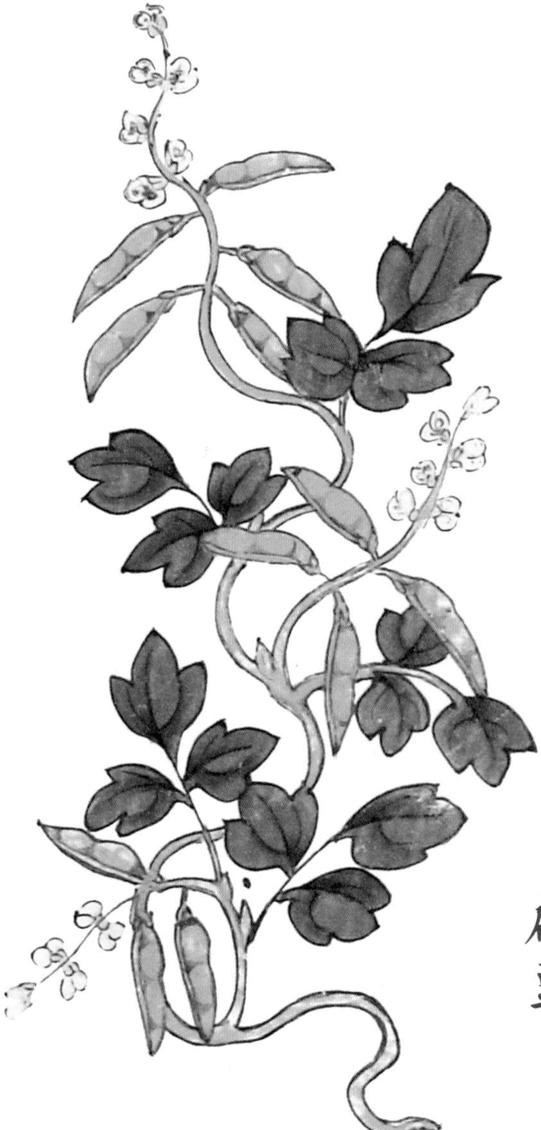

扁豆

第一候 獭祭鱼

雨水

寒食清明在客途，片帆漂泊老无庐。
松楸方念无人扫，忽见江边獭祭鱼。
——［宋］郑起《繁昌江边风两獭祭鱼人立而拜》

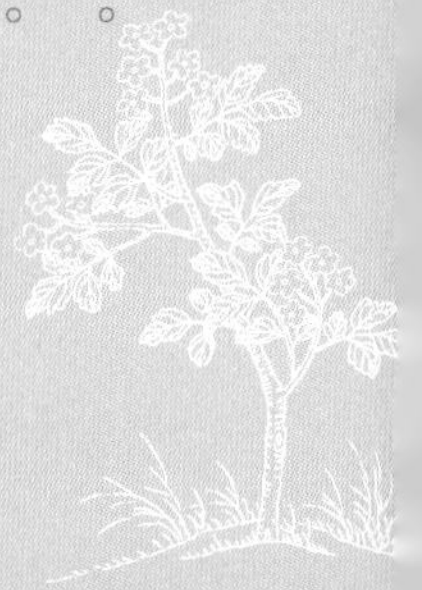

扁豆

卷一。谷类

藊豆味甘氣微温主和中下氣治霍亂吐痢不止殺一切草木及酒毒生嚼及煎湯服亦觧河豚毒葉主霍亂花主女子赤白下乾末米飲和服之有黑白二種

藊（扁）豆，味甘，气微温。主和中下气，治霍乱、吐痢不止，杀一切草木及酒毒。生嚼及煎汤服，亦解河豚毒。叶主霍乱。花主女子赤白下，干末，米饮和服之。有黑、白二种，黑者少冷，入药俱用白者。患寒热病及患冷气人不可食。

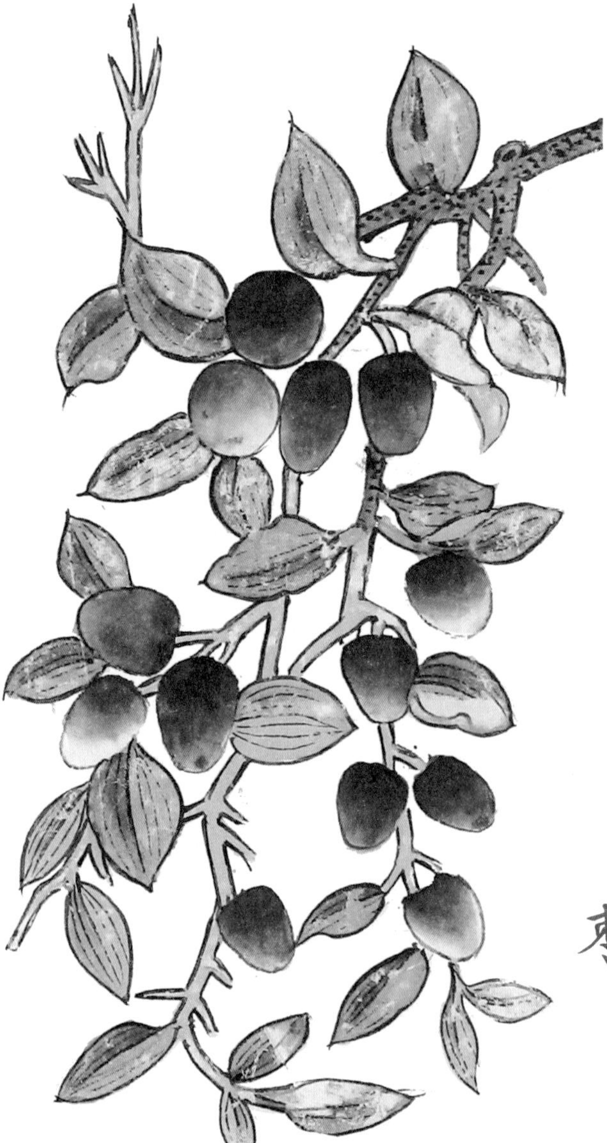

枣

鸿雁北

第二候

雨水

万里人南去，三春雁北飞。
不知何岁月，得与尔同归？
——［唐］韦承庆《南中咏雁诗》

枣

卷二。果类

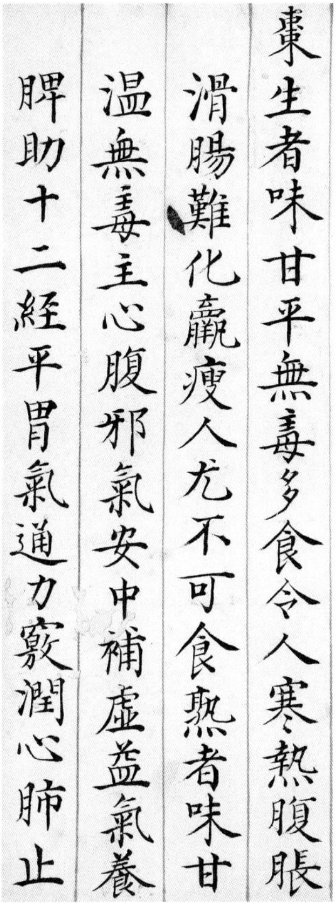
棗生者味甘平無毒多食令人寒熱腹脹滑腸難化羸瘦人尤不可食熟者味甘温無毒主心腹邪氣安中補虛益氣養脾助十二經平胃氣通力竅潤心肺止

枣，生者味甘，平，无毒。多食令人寒热腹胀，滑肠难化，羸瘦人尤不可食。熟者味甘，温，无毒。主心腹邪气，安中补虚，益气养脾，助十二经，平胃气，通力窍，润心肺，止嗽，补少气、少津液，身中不足，大惊，四肢重，和百药。久服轻身延年。

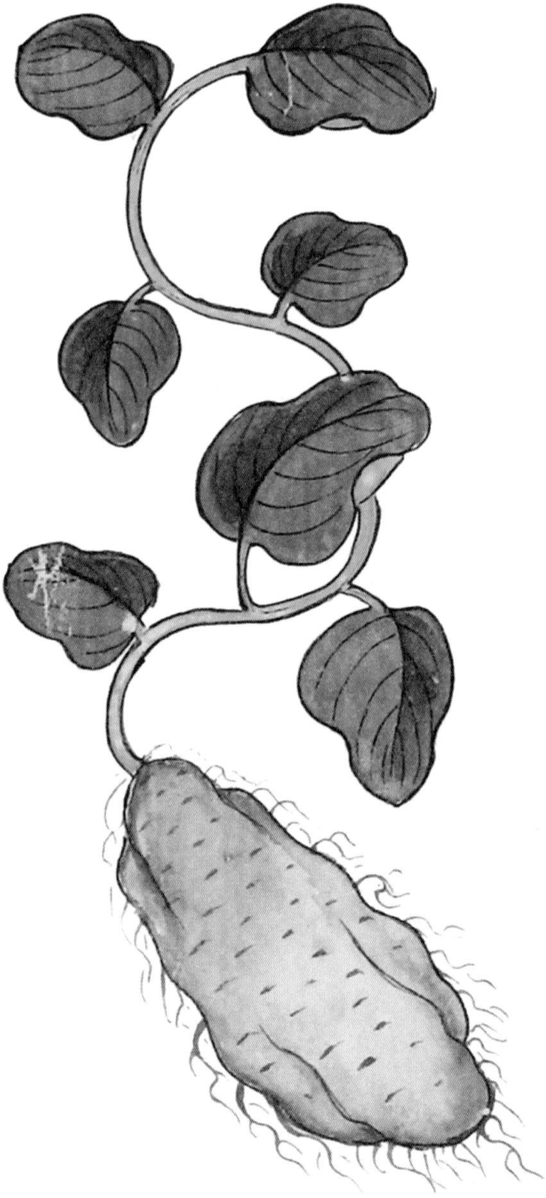

山药

第三候

草木萌动

雨水

腊破冰澌解，春回草木萌。
且休吟蟋蟀，行复听鸧鹒。
——［宋］李纲《小阁晚望书怀一百韵示仲弟并简顾子美》

卷一。菜类

山药

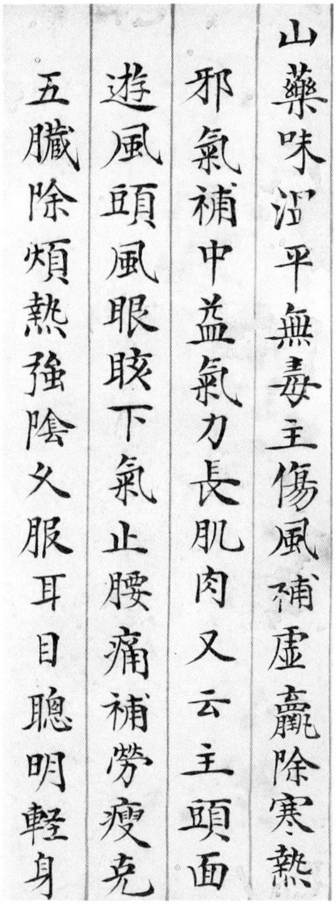

山藥味溫平無毒主傷風補虛羸除寒熱邪氣補中益氣力長肌肉又云主頭面遊風頭風眼眩下氣止腰痛補勞瘦充五臟除煩熱強陰久服耳目聰明輕身

山药，味温平，无毒。主伤风，补虚羸，除寒热邪气，补中益气力，长肌肉。又云：主头面游风，头风眼眩，下气，止腰痛，补劳瘦，克（充）五脏，除烦热，强阴。久服耳目聪明，轻身不饥，延年。生山中者良。

石耳

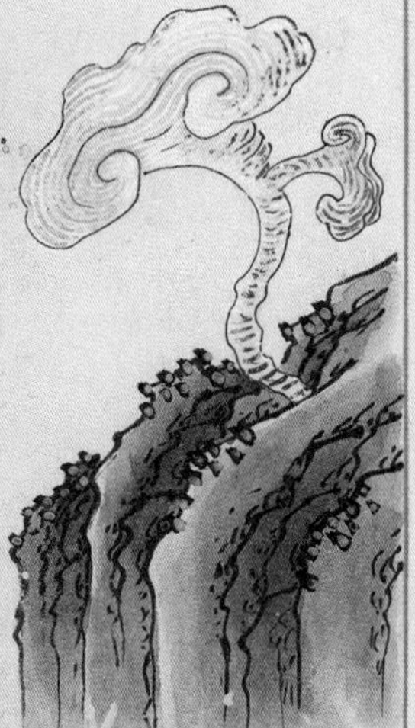

石耳石崖上所生者出天台山廬山等名山靈苑方中名曰靈芝味甘平無毒久食延年益顏色至老不改令人不飢大小便亦少一云性冷

石耳

◎养生疗疾功效

延年、益颜色。

◎古籍原文翻译

石耳，生长在石崖之上，出于天台山、庐山等名山，《灵苑方》中石耳叫作灵芝。味甘甜，性平和，没有毒性。长时间食用可以益寿延年，使人面色好，直到老年也不会改变，还可以让人不饥饿，大小便排放次数也减少。

◎中医名词注解

延年：延长寿命，即长寿。

益颜色：令人面色好，娇妍。

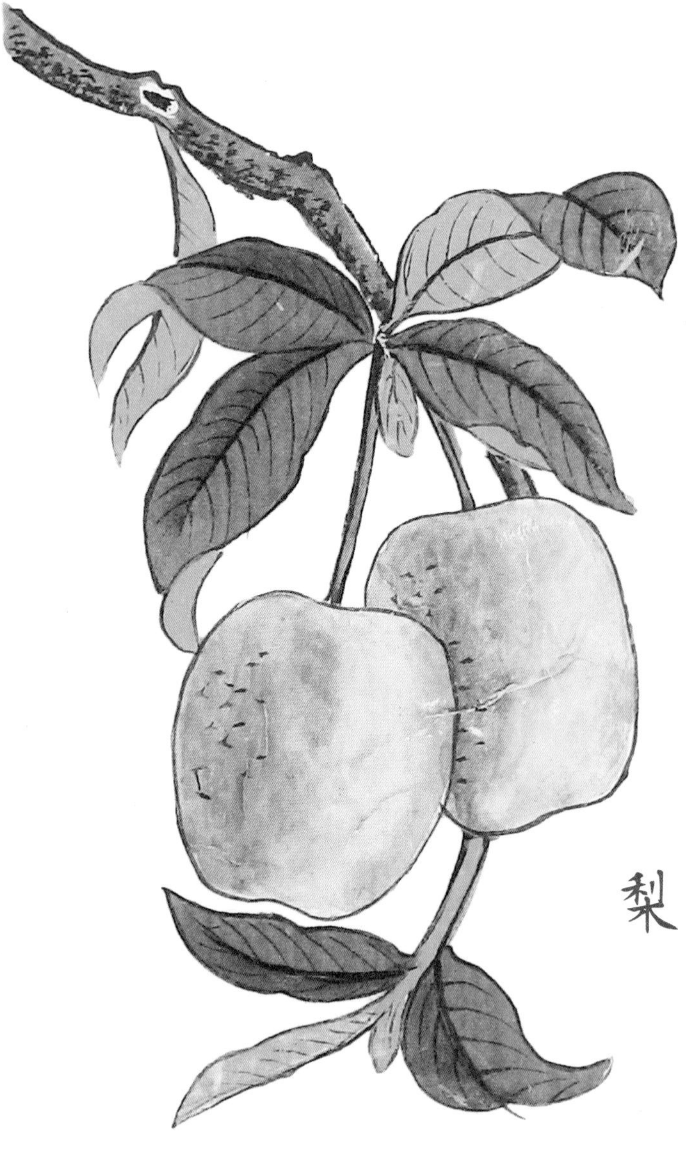

梨

惊蛰

惊蛰雷动，百虫伏出，春回大地，万物复苏。江南的春笋破土，也称雷笋。民间素有惊蛰吃梨的习俗，惊蛰的节气厨房菜是川贝冰糖炖雪梨。

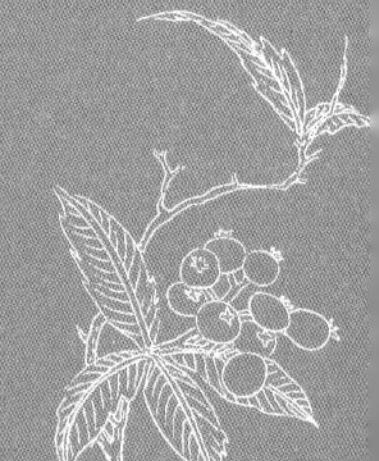

梨

卷二。果类

梨味甘微酸氣寒主熱嗽止渴利大小便除客熱止心煩通胃中痞塞熱結多食令人寒中金瘡乳婦尤不可食以血虛也久食則動脾惟病酒煩渴食之甚佳

梨，味甘微酸，气寒。主热嗽，止渴，利大小便，除客热，止心烦，通胃中痞塞热结。多食令人寒中。金疮、乳妇尤不可食，以血虚也。久食则动脾，惟病酒烦渴，食之甚佳，亦不能却疾。

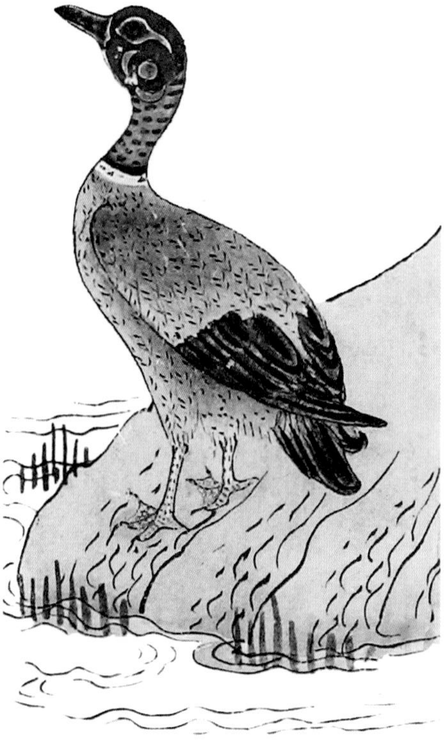

鹜肪

桃始华

第一候

惊蛰

玉山草堂深复深，沿洄路入娄江浔。
溪桃始华日杲杲，风磴积雪春阴阴。
——［元］郑韶《玉山草堂》

鹜肪

卷三。禽类

注：珍稀保护动物

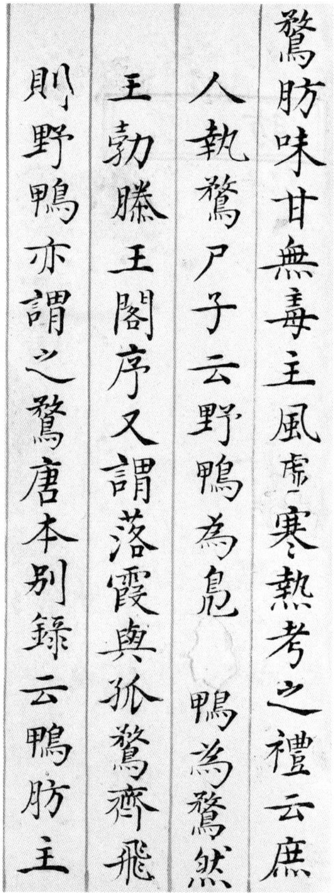

鶩肪味甘無毒主風虚寒熱考之禮云庶人執鶩尸子云野鴨為鳧鴨為鶩然王勃滕王閣序又謂落霞與孤鶩齊飛則野鴨亦謂之鶩唐本别錄云鴨肪主

鹜肪，味甘，无毒。主风虚寒热。考之，《礼》云：庶人执鹜。《尸子》云，野鸭为凫，□（家）鸭为鹜。然王勃《滕王阁序》又谓：落霞与孤鹜齐飞。则野鸭亦谓之鹜。

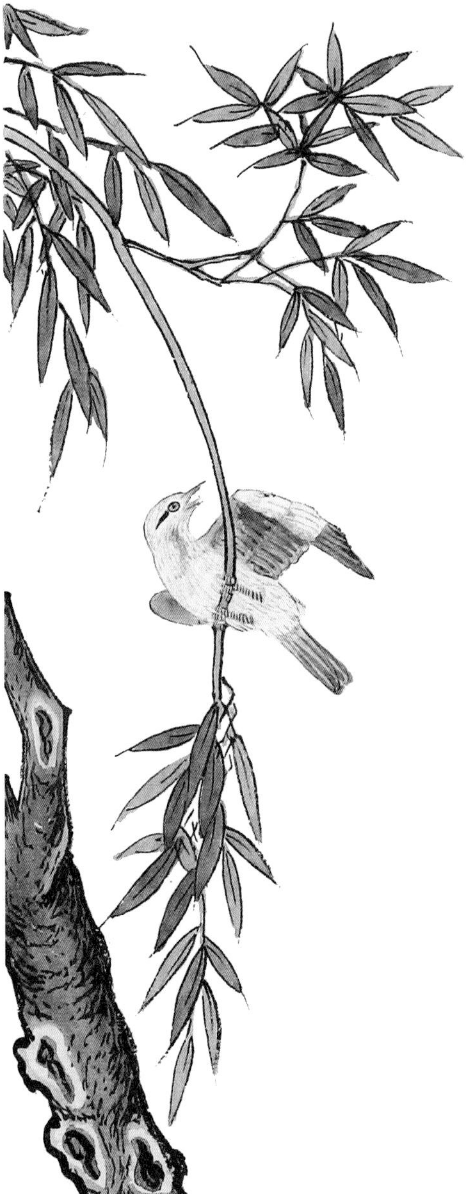

黄鸟

惊蛰

第二候 仓庚鸣

仓庚鸣桑林，唤我荷锄子。
雨泽一以降，耕作从兹始。
——［清］方朝《力田》

卷三。禽类

黄鸟

注：珍稀保护动物

黄鳥味甘温補陽益脾此鳥感陰氣先鳴所以補人

黄鸟，味甘，温。补阳益脾。此鸟感阴气先鸣，所以补人。

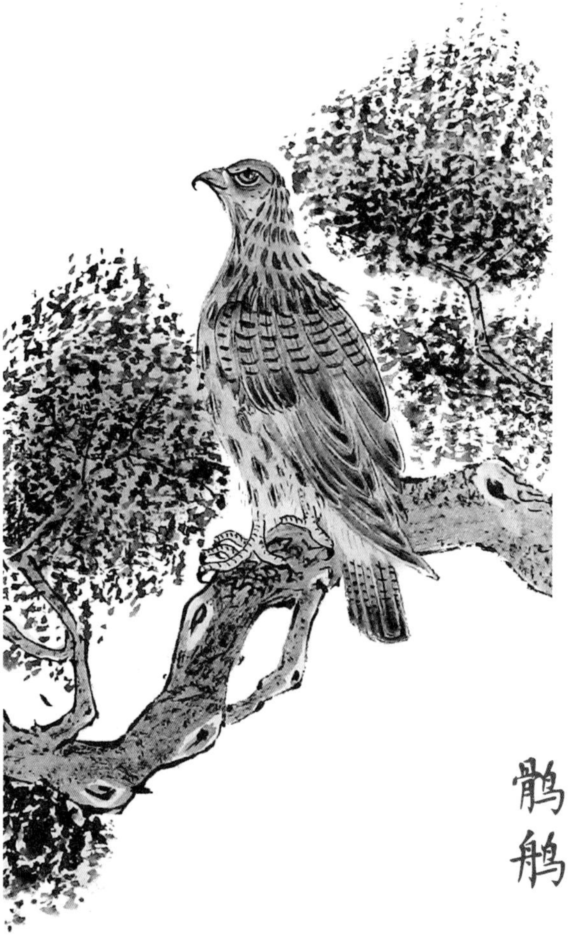

鹘鸼

惊蛰

第三候

鹰化为鸠

春秋四气更回换，人事何须再三叹。
君不见雀为鸽，鹰为鸠，东海成田谷为岸。
——［唐］冯著《行路难》

鹘鸼

卷三。禽类

注：珍稀保护动物

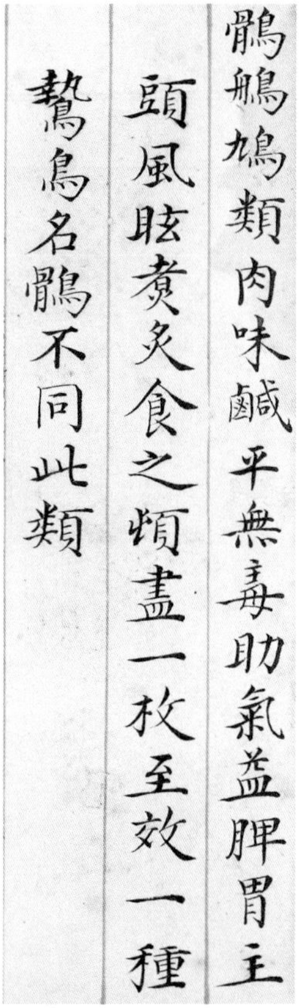
鶻鵃鳩類肉味鹹平無毒助氣益脾胃主
頭風眩煑炙食之頓盡一枚至效一種
鷙鳥名鶻不同此類

鹘鸼，鸠类，肉味咸，平，无毒。助气益脾胃，主头风眩，煮炙食之，顿尽一枚，至效。一种鸷鸟，名鹘，不同此类。

訓菜乃者是已即今之茶也出山田
及澤中得霜甜脆而美

馬蘭

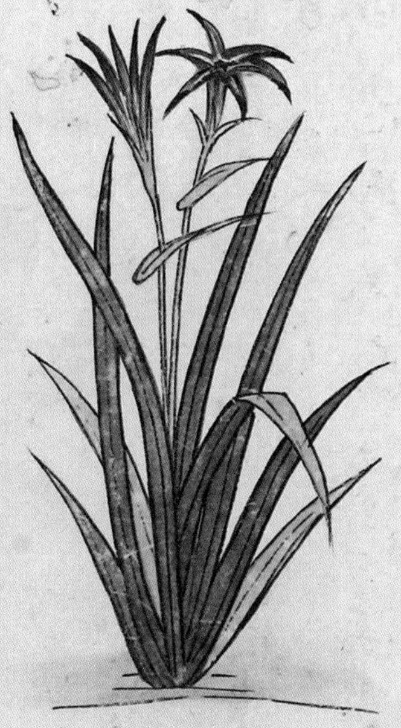

馬蘭味辛温生水澤採為菜茹根治嘔血
擂汁飲之立止

食物本草　卷一　菜類

马兰

◎养生疗疾功效

根治呕血，擂汁饮之，立止。

◎古籍原文翻译

马兰，味辛，性温。生在水泽地中，采来做蔬菜吃。马兰的根可以治吐血，捣成汁液饮用，吐血可以立刻止住。

◎中医名词注解

菜茹：蔬菜。

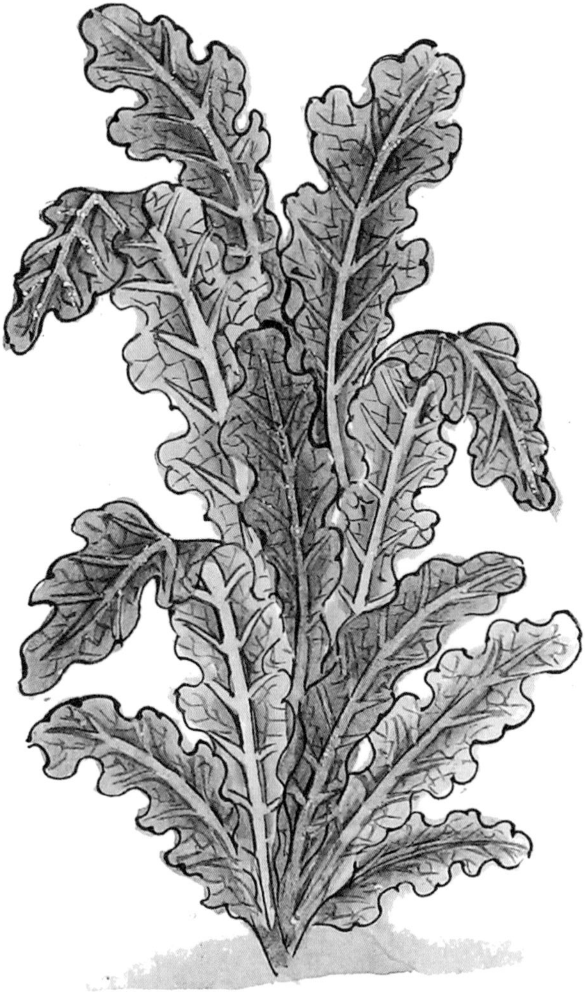

芥菜

春分

在周代，春分有『祭日』仪式。《礼记》：『祭日于坛。』孔颖达疏：『谓春分也。』野菜是春天给古人餐桌上的珍贵馈赠，沿袭到今天的野菜名字还有苋菜、荇菜和葵菜等。春分的节气厨房菜是荠菜炒年糕。

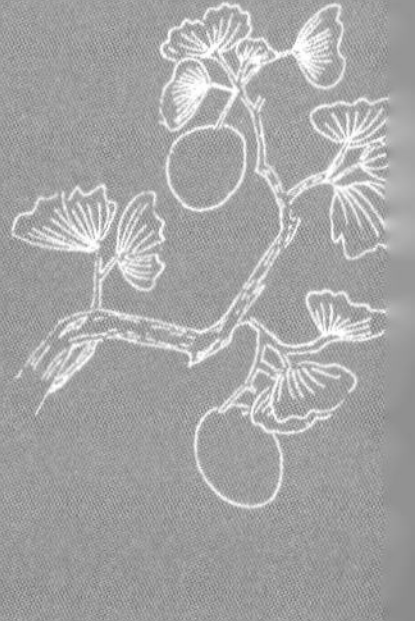

芥菜

卷一。菜类

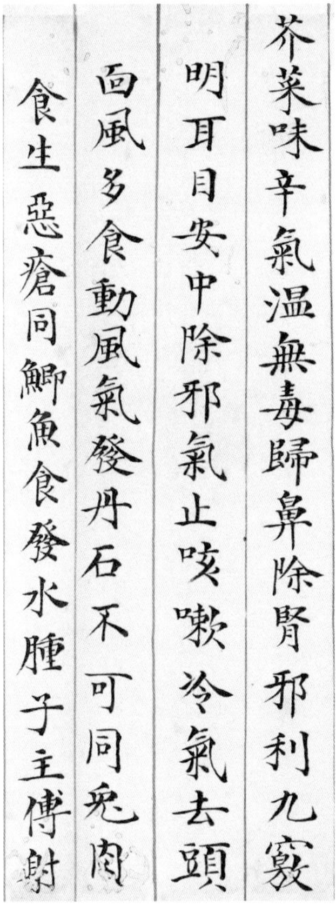

芥菜味辛氣温無毒歸鼻除腎邪利九竅
明耳目安中除邪氣止咳嗽冷氣去頭
面風多食動風氣發丹石不可同兔肉
食生惡瘡同鯽魚食發水腫子主傅射

芥菜，味辛，气温，无毒。归鼻。除肾邪，利九窍，明耳目，安中，除邪气，止咳嗽冷气，去头面风。多食动风气，发丹石。不可同兔肉食，生恶疮。同鲫鱼食，发水肿。子（籽），主傅（敷）射毒工及产气、疝气，发汗，胸膈痰冷，面黄。又和药为膏，治骨节痛。丹溪云：痰在里及膜外，非此不通达。

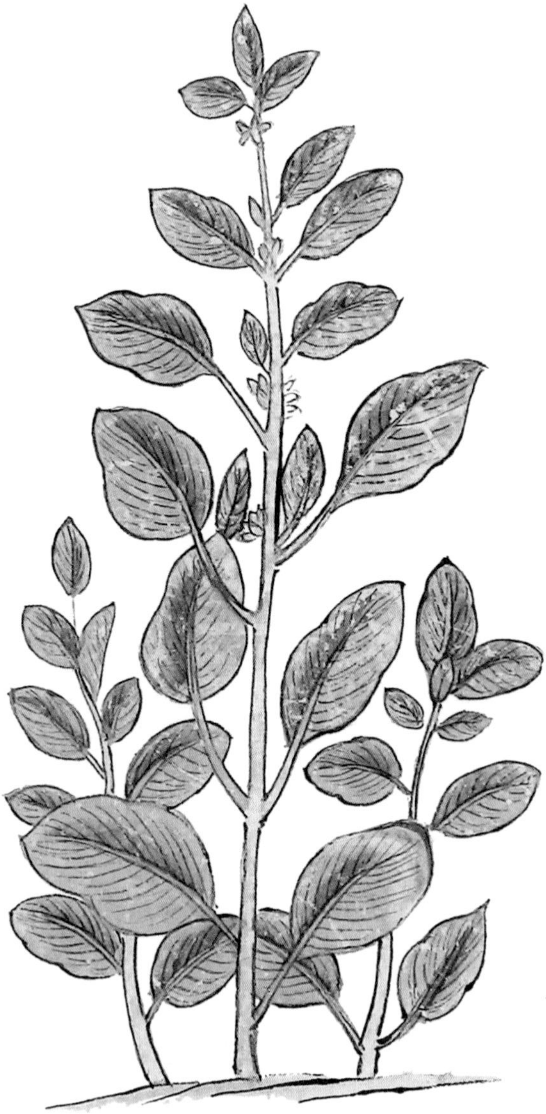

苋菜

第一候 元鸟至

春分

仲春玄鸟至，翩翩升我堂。
堂中何所有，黄金玳瑁梁。
——［清］鲍皋《玄鸟》

苋菜

卷一。菜类

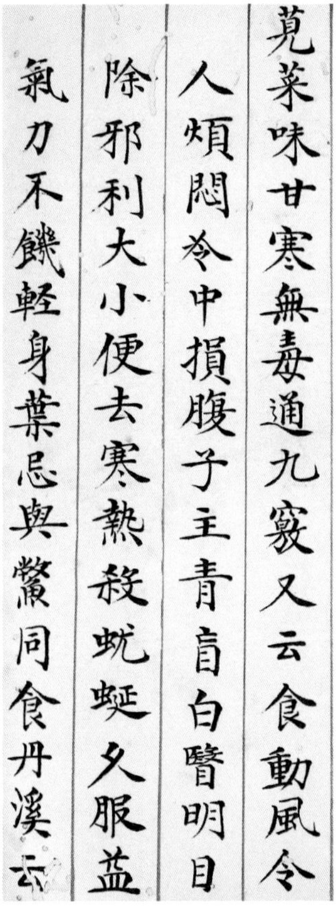

莧菜味甘寒無毒通九竅又云食動風令
人煩悶冷中損腹子主青盲白瞖明目
除邪利大小便去寒熱殺蚘蟯久服益
氣力不饑輕身葉忌與鱉同食丹溪云

苋菜，味甘，寒，无毒。通九窍。又云：食动风，令人烦闷，冷中损腹。籽，主青盲白翳，明目，除邪，利大小便，去寒热，杀蛔蛲。久服益气力，不饥，轻身。叶，忌与鳖同食。

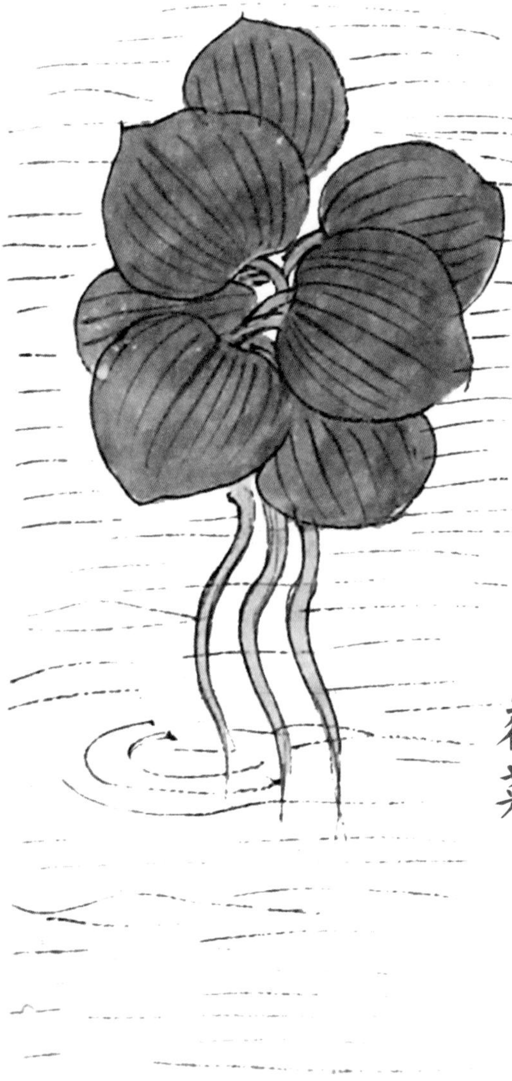

荇菜

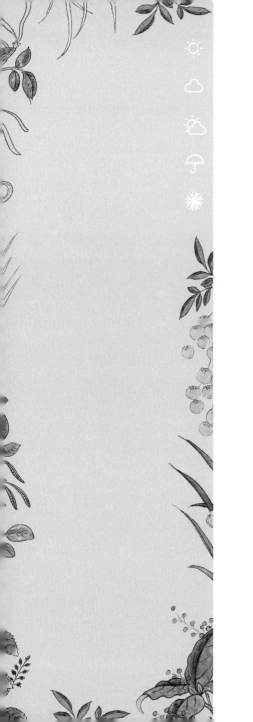

第二候 雷乃发声

春分

造物无言却有情，每于寒尽觉春生。
千红万紫安排著，只待新雷第一声。
——［清］张维屏《新雷》

荇菜

卷一。菜类

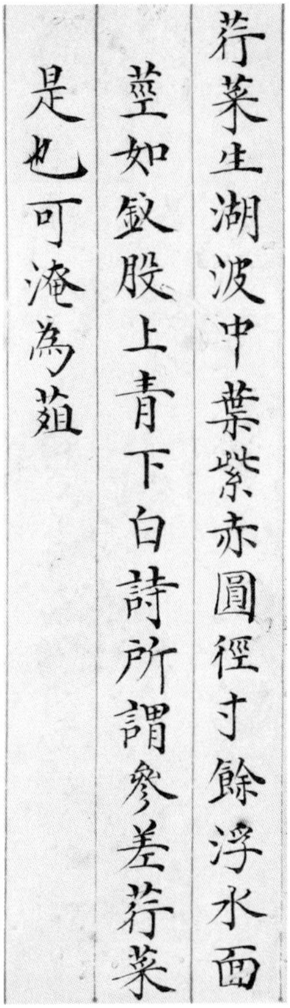
荇菜生湖波中葉紫赤圓徑寸餘浮水面
莖如釵股上青下白詩所謂參差荇菜
是也可淹為葅

荇菜，生湖波中，叶紫赤圆，径寸余，浮水面，茎如钗股，上青下白。《诗》所谓『参差荇菜』是也。可淹（腌）为菹。

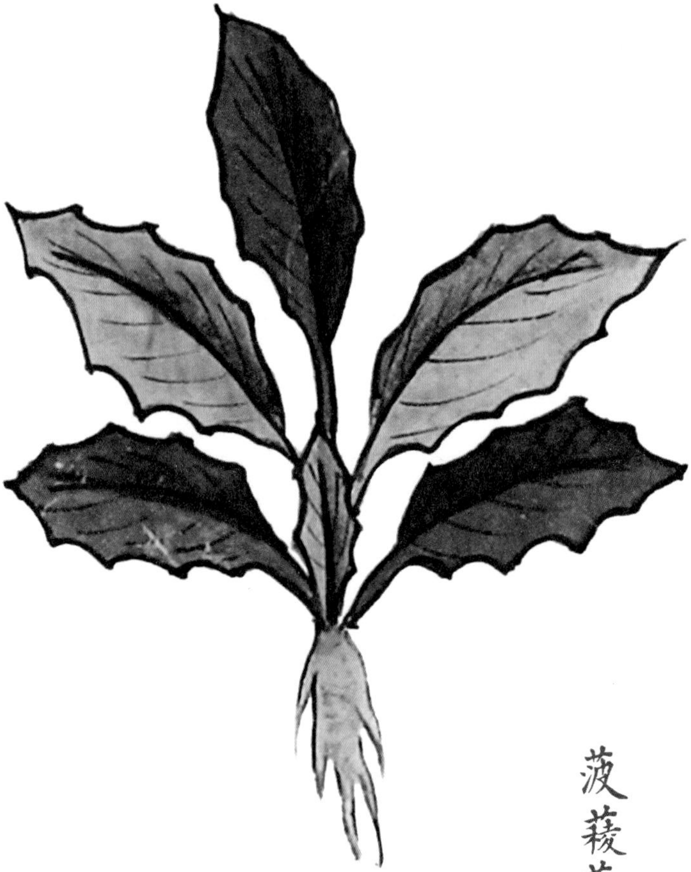

菠薐菜

第三候 始电

春分

提葫芦，沽美酒，人世光阴春电走。
一日得醉一日闲，绿鬓几曾俱白首。
沽酒沽酒有酒沽，生前不饮真愚夫。
——[宋]戴炳《五禽言》其一

菠薐菜

卷一。菜类

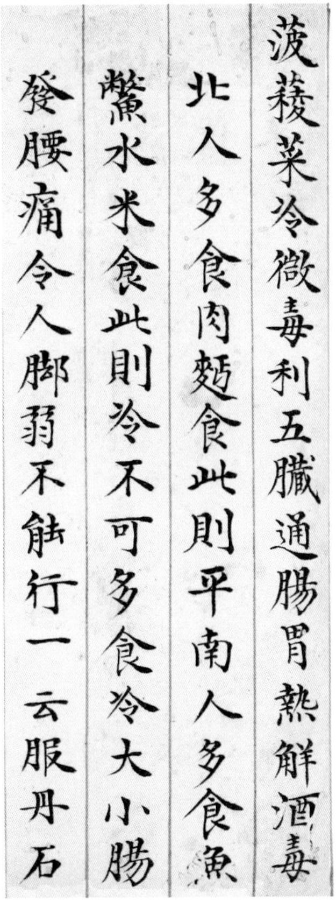

菠薐菜冷微毒利五臟通腸胃熱解酒毒
北人多食肉麪食此則平南人多食魚
鱉水米食此則冷不可多食冷大小腸
發腰痛令人脚弱不能行一云服丹石

菠薐菜，冷，微毒。利五脏，通肠胃热，解酒毒。北人多食肉面，食此则平。南人多食鱼鳖水米，食此则冷，不可多食，冷大小肠，发腰痛，令人脚弱不能行。一云：服丹石人食之佳。刘禹锡《佳话录》云：此菜来自西域颇棱国，误呼菠薐。《艺苑雌黄》亦云。

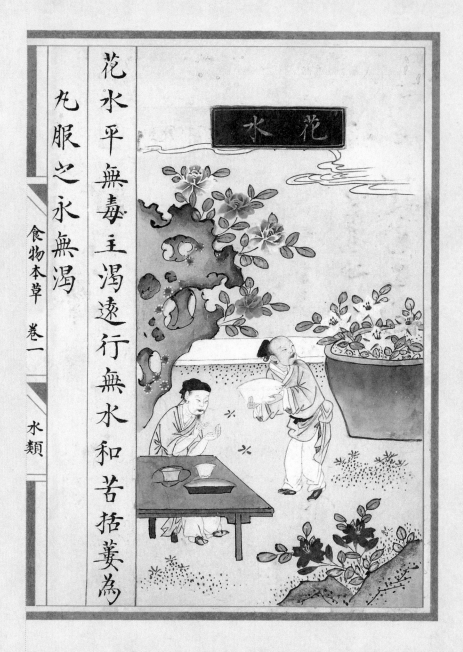

花水平無毒主渴遠行無水和苦括蔞為丸服之永無渴

花水

◎养生疗疾功效

消渴。

◎古籍原文翻译

百花上收集的水，平和，没有毒性。主要作用是渴疾，一个人远行没有饮水的时候，把花水混合苦瓜蒌制成丸状，服用之后非常耐渴。

◎中医名词注解

苦瓜蒌：为双子叶植物药葫芦科植物皱果赤瓟的块根。

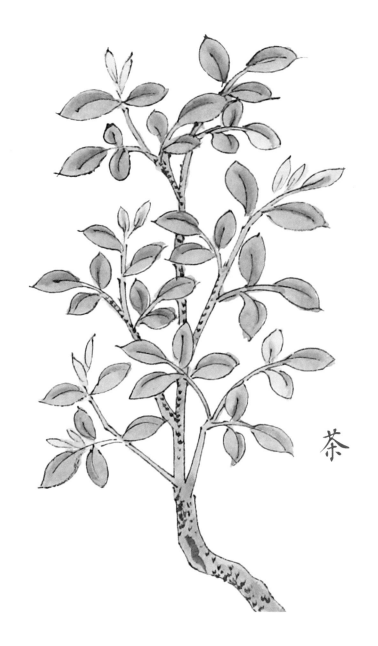

茶

清明

清明节是古人祭祀祖先、扫墓追思的传统节日。《论语·学而》曾子曰：『慎终追远，民德归厚矣。』清明节又称踏青节，人们喜欢春游、放风筝。清明的节气厨房菜是茶叶蛋。

茶

卷四。味矣

茶晚採麄者曰茗味甘苦微寒無毒主瘻瘡利小便去痰熱渴令人少睡早採細者曰茶主下氣消食已上本草所載後代諸家及茶經茶譜茶錄等書論悉備

茶，晚采粗者曰茗，味甘苦，微寒，无毒。主瘘疮，利小便，去痰热渴，令人少睡。早采细者曰茶，主下气消食。已上《本草》所载，后代诸家及《茶经》《茶谱》《茶录》等书论悉备矣。近世人所用蒙山茶，性温治病，因以名显。其他曰宜兴茶、陆安茶、东白山茶、神华山茶、龙井茶、闽蜡（腊）茶、蜀苦茶、宝庆茶、庐山云雾茶，俱以味佳得名。

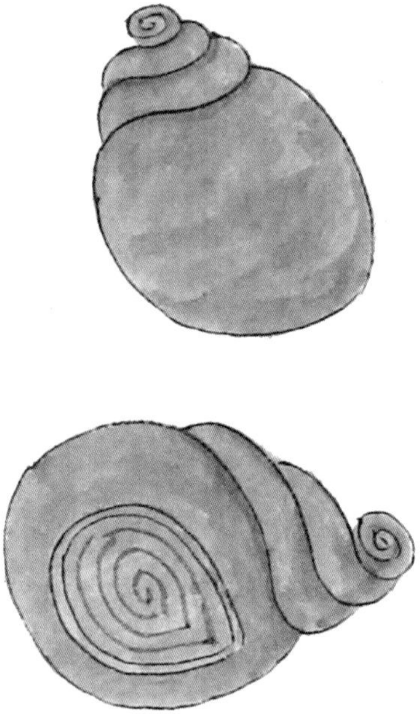

田螺

第一候 桐始华

清明

清明一候桐始华，亭亭嫩绿临窗纱。
为惜分阴坐春昼，高冈凤翙予情遐。
——［清］弘历
《偶作风候写生二十四册各题以诗·其十九·桐花》

田螺

卷四○鱼类

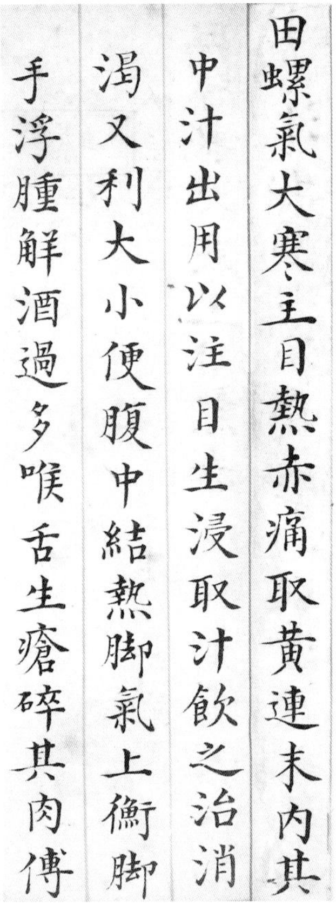
田螺氣大寒主目熱赤痛取黃連末內其中汁出用以注目生浸取汁飲之治消渴又利大小便腹中結熱脚氣上衝脚手浮腫解酒過多喉舌生瘡碎其肉傅

田螺，气大寒，主目热赤痛，取黄连末内其中，汁出，用以注目。生浸取汁饮之，治消渴，又利大小便，腹中结热，脚气上冲，脚手浮肿，解酒过多，喉舌生疮。碎其肉，傅（敷）热疮。烂壳烧末，主反胃。煮汁，治急黄。螺蛳用海螺，治目痛。

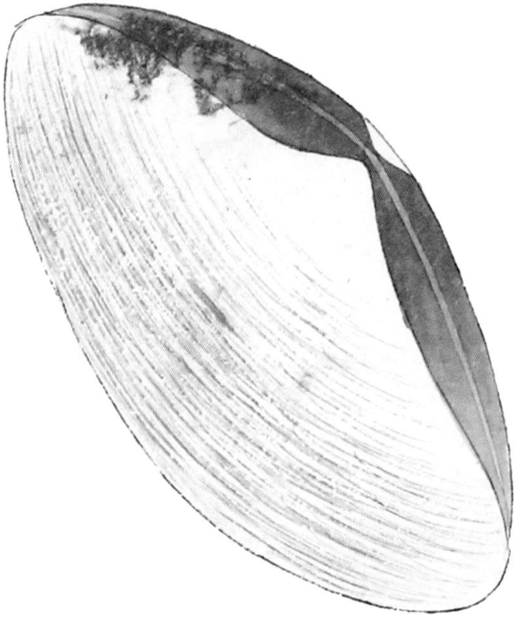

蚌

清明

第二候　田鼠化为鴽

清明时节雨纷纷，路上行人欲断魂。
借问酒家何处有？牧童遥指杏花村。
——［唐］杜牧《清明》

蚌

卷四。鱼类

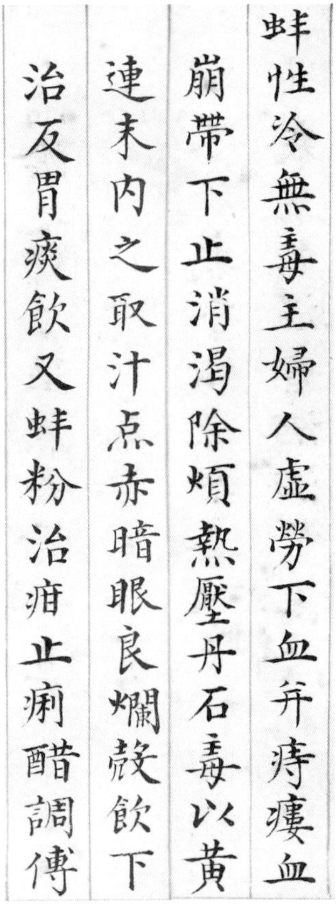
蚌性冷無毒主婦人虛勞下血并痔瘻血崩帶下止消渴除煩熱壓丹石毒以黃連末內之取汁点赤暗眼良爛殼飲下治反胃痰飲又蚌粉治疳止痢醋調傅

蚌，性冷，无毒。主妇人虚劳下血并痔瘘，血崩，带下，止消渴，除烦热，压丹石毒。以黄连末内之，取汁，点赤暗眼良。烂壳饮下，治反胃痰饮。又蚌粉，治疳，止痢，醋调敷痈肿。

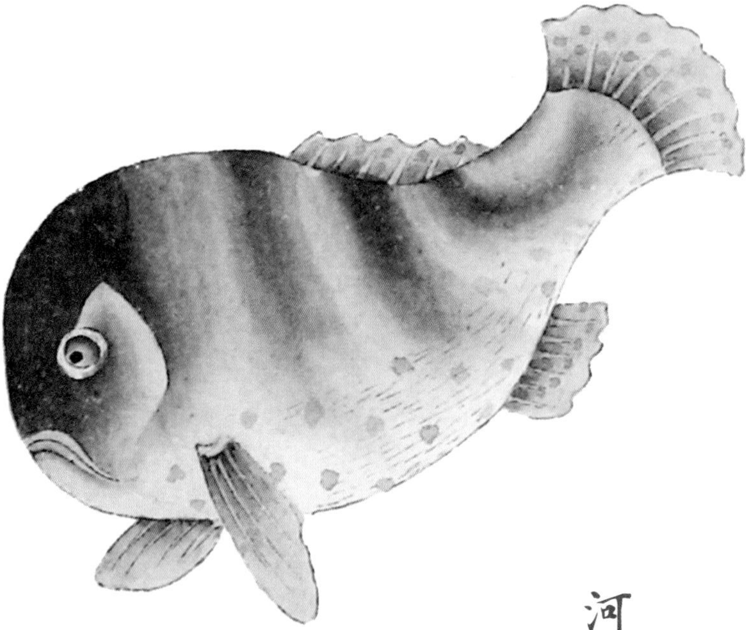

河鲀鱼

第三候

虹始见

清明

春暮萍生早，日落雨飞馀。
横彩分长汉，倒色媚清渠。
梁前朝影出，桥上晚光舒。
愿逐旌旗转，飘飘侍直庐。

——［唐］董思恭《虹蜺》

河鲀鱼

卷四。鱼类

河魨魚味甘溫有大毒主補虛理腰脚痔疾殺毒其味極美肝尤毒然修治不法食之殺人橄欖蘆根糞水解之

河鲀鱼，味甘，温，有大毒。主补虚，理腰脚、痔疾，杀毒。其味极美，肝尤毒。然修治不法，食之杀人。橄榄、芦根、粪水解之。

但本良者亦可食

蔞蒿

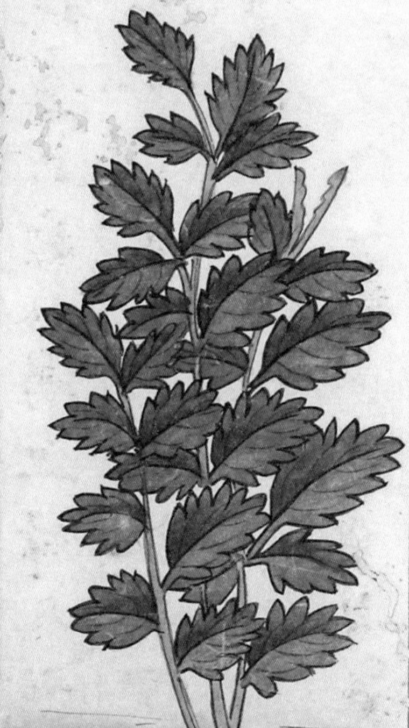

蔞蒿味甘辛生水澤中葉似艾青白色長數寸食之香脆而美葉可為茹一種藜蒿一美菜一種邪蒿作羹臛佳

蒌蒿

◎养生疗疾功效　有利膈、开胃、行水、解毒等功效。

◎古籍原文翻译

蒌蒿，生长在水泽之中，叶子类似于艾草，青白色，长约数寸，吃起来馨香、脆美。叶子可以做成菜。有一种莪蒿，也是一种美味的蔬菜；有一种邪蒿，用来做菜羹和肉羹非常好。

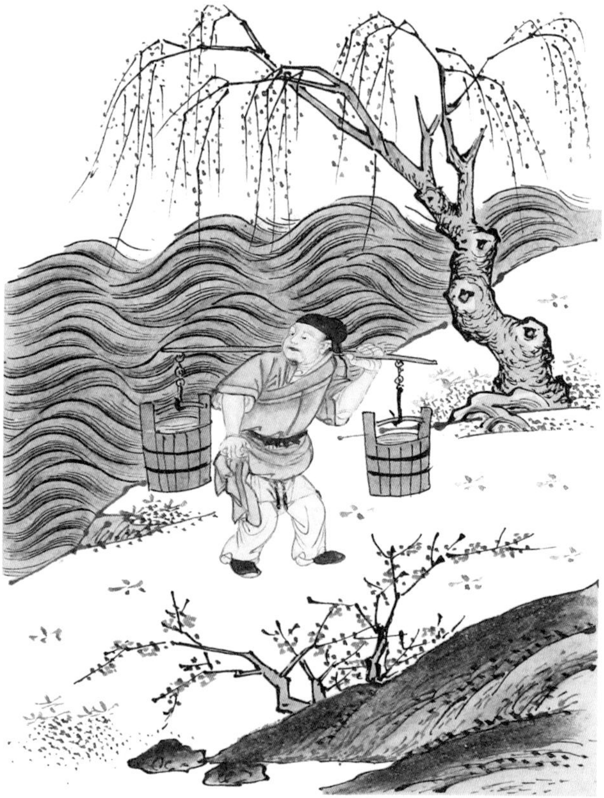

谷雨水

谷雨

谷雨，谷得雨而生也。谷雨是春季的最后一个节气，暮春时节，草木荣华。枝头的黄鸟和桑葚是古人在《诗经》里反复提及的春日物象。民间流传『谷雨吃鳜鱼，一年都富贵』的说法。谷雨的节气厨房菜是过水鳜鱼。

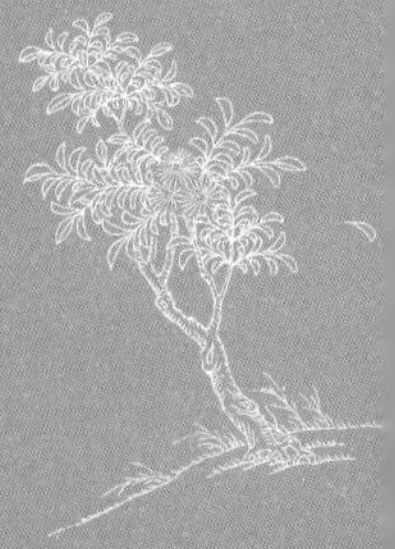

卷一。水类

谷雨水

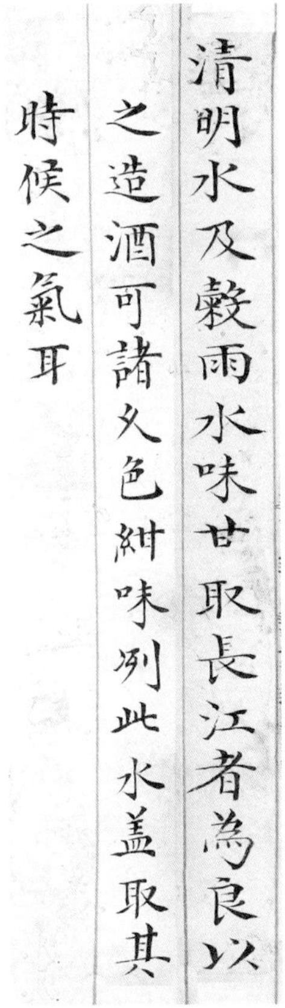
清明水及穀雨水味甘取長江者為良以之造酒可諸久色紺味冽此水盖取其時候之氣耳

清明水及谷雨水，味甘。取长江者为良。以之造酒可诸（储）久，色绀，味洌（冽）。此水盖取其时候之气耳。

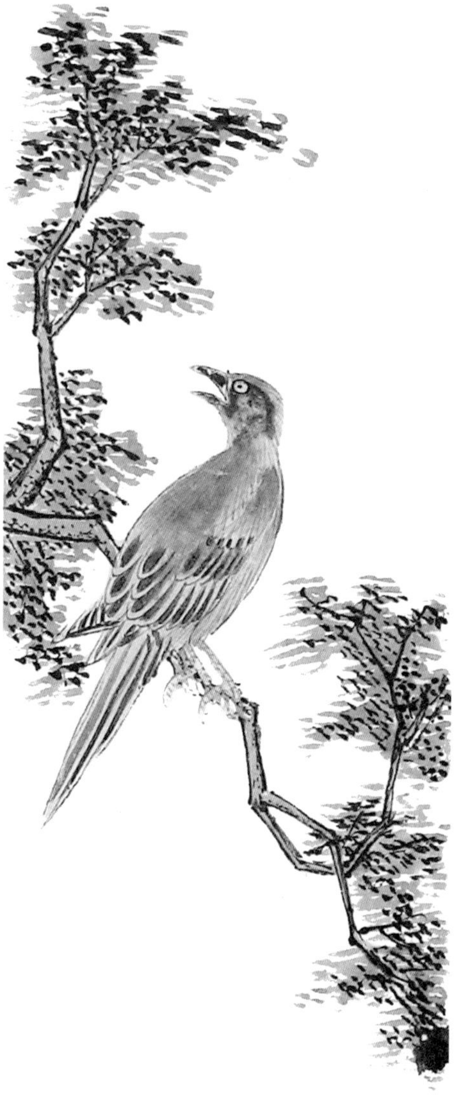

布谷

第一候 萍始生

谷雨

谷雨春光晓，山川黛色青。
叶间鸣戴胜，泽水长浮萍。
暖屋生蚕蚁，喧风引麦葶。
鸣鸠徒拂羽，信矣不堪听。

——［唐］元稹《咏廿四气诗·谷雨春光晓》

卷三。禽类

布谷

注：珍稀保护动物

布穀味甘温主安神定志令人少睡

布谷，味甘，温。主安神定志，令人少睡。

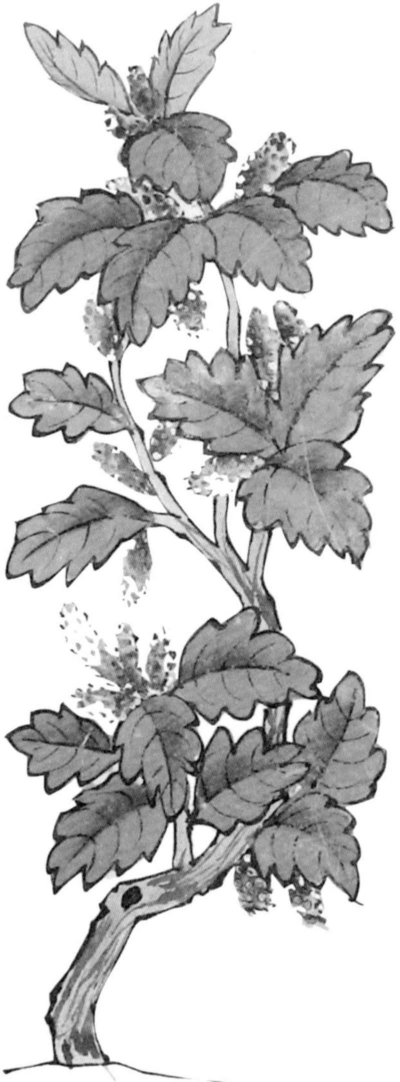

桑椹

鸣鸠拂其羽

第二候

谷雨

落絮游丝三月候，风吹雨洗一城花。
未知东郭清明酒，何似西窗谷雨茶。

——［宋］黄庭坚
《见二十弟倡和花字漫兴五首·其一》

桑椹

卷二。果类

桑椹味甘寒主消渴或暴乾和蜜食之令人聰明安魂鎮神不可與小兒食令心寒詩註言鳩食椹多則致醉物類之相制也有如此夫

桑椹，味甘，寒。主消渴。或暴干和蜜食之，令人聪明，安魂镇神。不可与小儿食，令心寒。《诗》注言：鸠食椹多则致醉。物类之相制也，有如此夫。

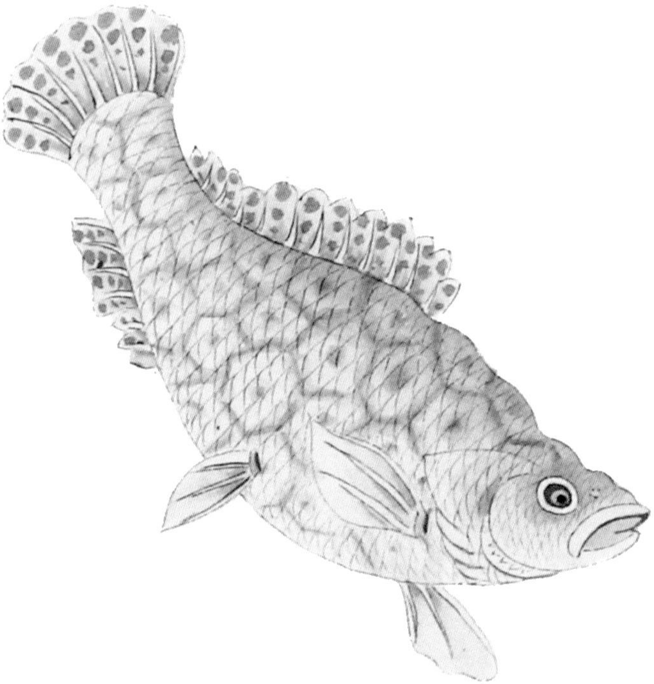

鳜鱼

谷雨

第三候　戴胜降于桑

深树鸣鸠桑葚紫，午风团蝶菜花黄。石桥迤逦村西路，时有人家煮茧香。

——［清］罗廷琛《野眺》

鳜鱼

卷四。鱼类

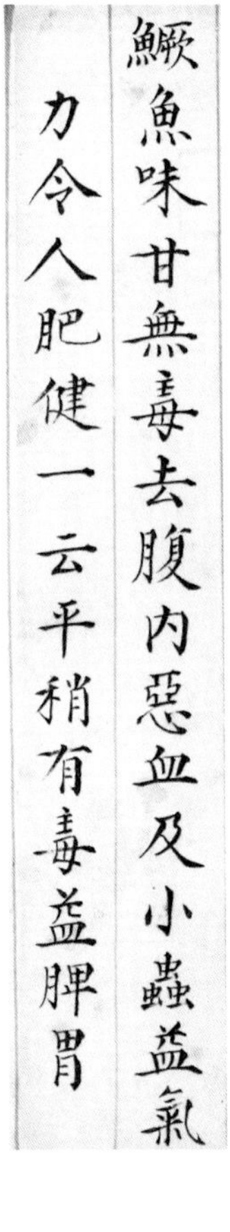

鱖魚味甘無毒去腹内惡血及小蟲益氣力令人肥健一云平稍有毒益脾胃

鳜鱼，味甘，无毒。去腹内恶血及小虫，益气力，令人肥健。一云：平，稍有毒，益脾胃。

秦荻藜味辛温無毒主心腹冷脹下氣消
食於生菜中最香美甚破氣又名五辛

甘藍

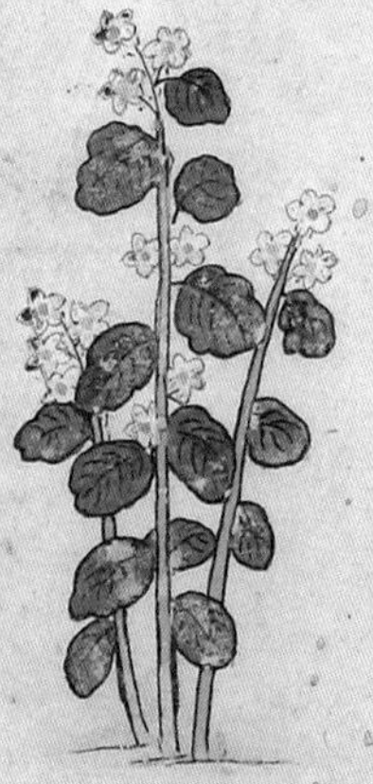

平補骨髓利臟腑并關節通經絡中

甘蓝

◎养生疗疾功效

补骨髓、利脏腑、明耳目、益心力。

◎古籍原文翻译

甘蓝性平适中，食用甘蓝能够补骨髓，有利于脏腑及各处关节，使经络中郁结之气疏通，使人耳聪目明、强健、睡眠减少，增强心力，使筋骨强健，并且治疗黄毒。

◎中医名词注解

结气：经络中壅滞郁结之气。黄毒：黄疸之毒。

心结伏气：心中积聚的邪气潜伏于体内，经过相当时间后发病。

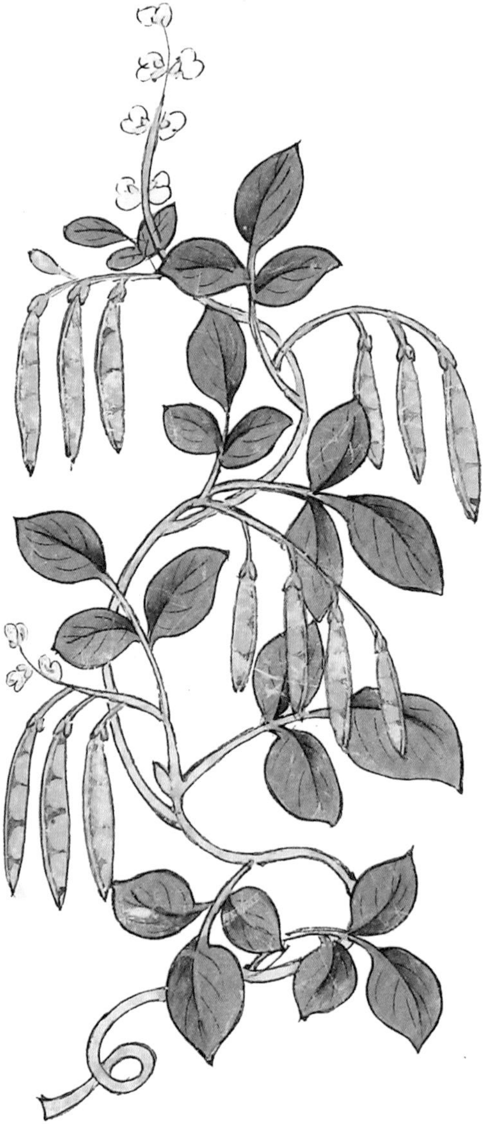

蚕豆

立夏

立夏象征夏季开始。《礼记》中记载，立夏之日，天子亲率三公九卿大夫以迎夏于南郊。在太湖流域，立夏的节气厨房菜是时令『三鲜』：蚕豆、竹笋、青梅。

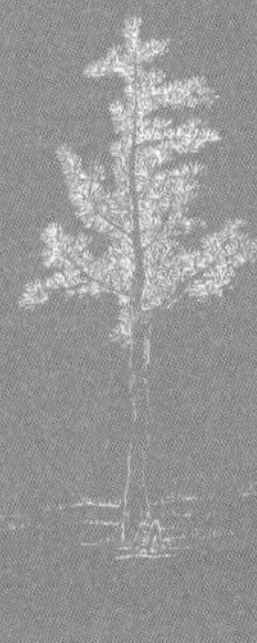

蚕豆

卷一。谷类

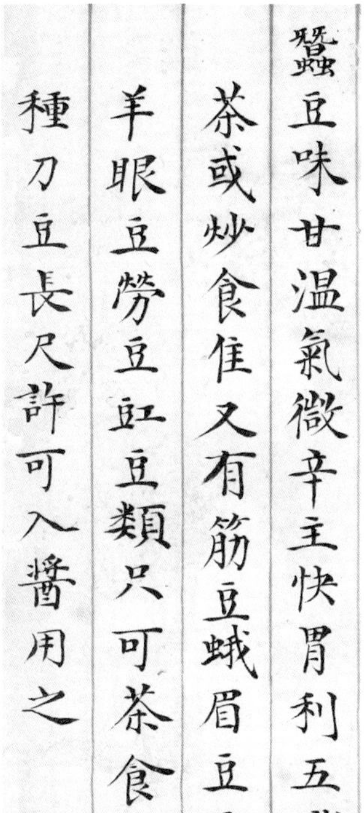
蠶豆味甘温氣微辛主快胃利五臟或點茶或炒食佳又有筋豆蛾眉豆虎爪豆羊眼豆勞豆豇豆類只可茶食而已一種刀豆長尺許可入醤用之

蚕豆，味甘，温，气微辛。主快胃，利五脏。或点茶，或炒食，佳。又有筋豆、蛾眉豆、虎爪豆、羊眼豆、劳豆、豇豆类，只可茶食而已。一种刀豆，长尺许，可入酱用之。

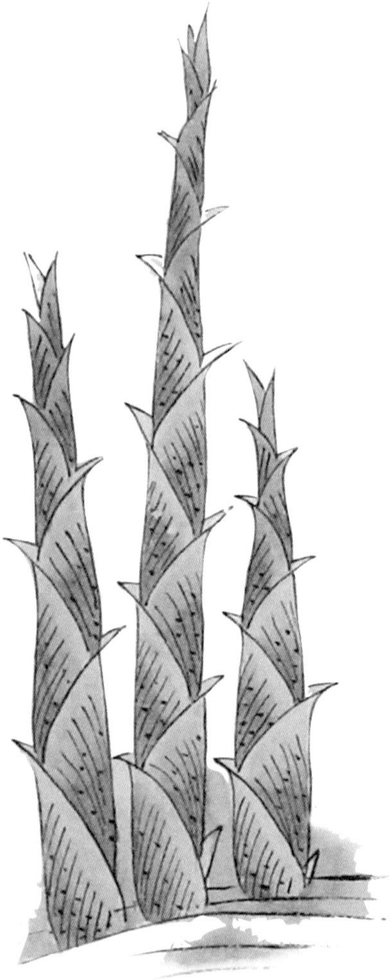

笋

立夏

第一候 蝼蝈鸣

归来泉石国，日月共溪翁。
夏气重渊底，春光万象中。
穷吟到云黑，淡饮胜裙红。
一阵弦声好，人间解愠风。

——[宋]文天祥《山中立夏用坐客韵》

笋

卷一。菜类

食物本草

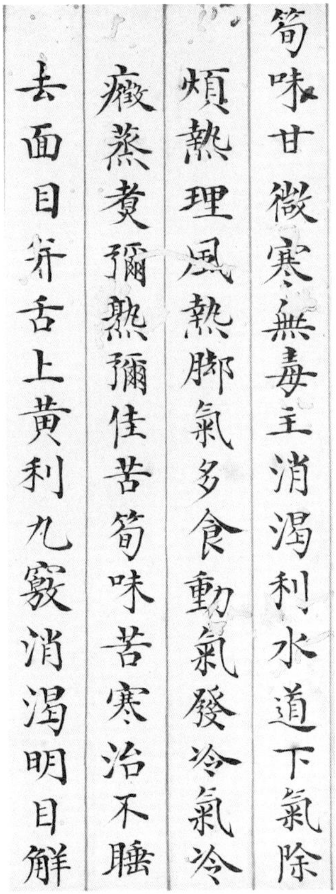
筍味甘微寒無毒主消渴利水道下氣除煩熱理風熱脚氣多食動氣發冷氣冷癥蒸煑彌熟彌佳苦筍味苦寒治不睡去面目幷舌上黄利九竅消渴明目解

笋，味甘，微寒，无毒。主消渴，利水道，下气，除烦热，理风热脚气。多食动气，发冷气冷症。蒸煮弥熟弥佳。苦笋，味苦，寒。治不睡，去面目并舌上黄，利九窍，消渴，明目，解酒毒，不发痰，除烦热出汗，治中风失音。此笋有二种，一出江西、福建，粗大味苦不堪食；一出浙江，味微苦，呼为甜苦笋，食品所贵。

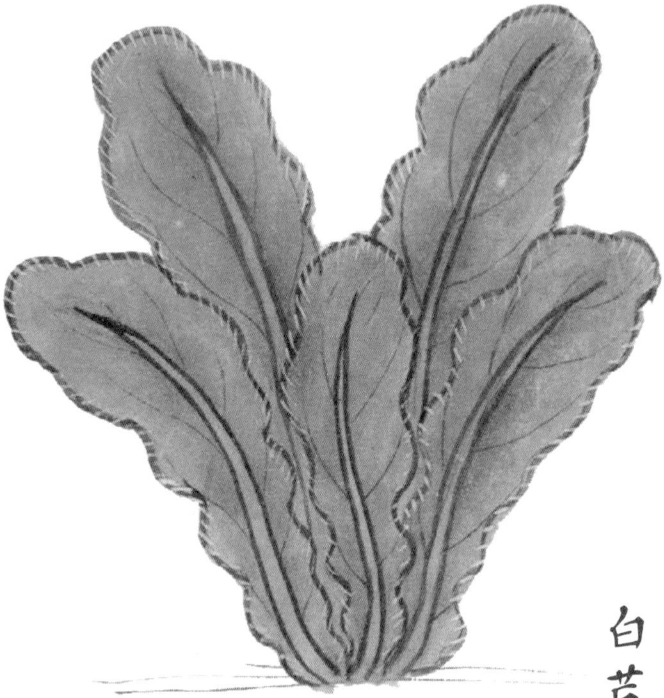

白苣

白苣

卷一。菜类

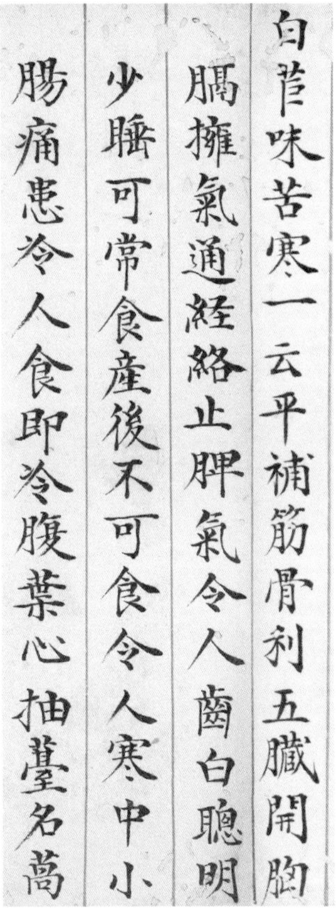

白苣味苦寒一云平補筋骨利五臟開胸
膈擁氣通經絡止脾氣令人齒白聰明
少睡可常食產後不可食令人寒中小
腸痛患冷人食即冷腹葉心抽薹名萵

白苣，味苦，寒。一云：平。补筋骨，利五脏，开胸膈拥（壅）气，通经络，止脾气。令人齿白，聪明少睡，可常食。产后不可食，令人寒中小肠痛。患冷人食，即冷腹。叶心抽薹，名莴笋，或腌，或糟，曝干食之甚佳。一种莴苣，一种苦苣，治疔肿诸痢。

第二候 蚯蚓出

立夏

赤帜插城扉，东君整驾归。
泥新巢燕闹，花尽蜜蜂稀。
槐柳阴初密，帘栊暑尚微。
日斜汤沐罢，熟练试单衣。

——［宋］陆游《立夏》

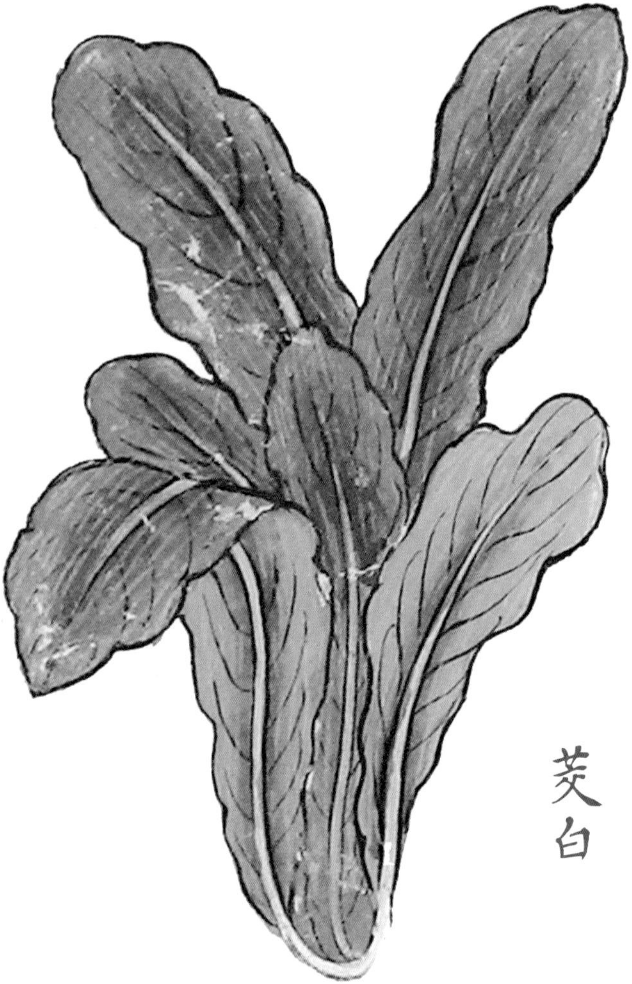

茭白

第三候 王瓜生

立夏

路入东昌停客棹，时逢长夏觅王瓜。
萦藤摘去初悬实，并蒂持来尚带花。
即见雪梨差可拟，因知冰藕未全夸。
炎途得尔心偏喜，欲学青门老圃家。

——［明］陶益《喜王瓜》

茭白

卷一。菜类

茭白味甘冷去煩熱又云主五臟邪氣腸
胃痼熱心胸浮熱消渴利小便多食令
人下焦冷發冷氣傷陽道不可同蜜食
糟食之甚佳

茭白，味甘，冷。去烦热。又云：主五脏邪气，肠胃痼热，心胸浮热，消渴，利小便。多食令人下焦冷，发冷气，伤阳道。不可同蜜食。糟食之甚佳。

葛根

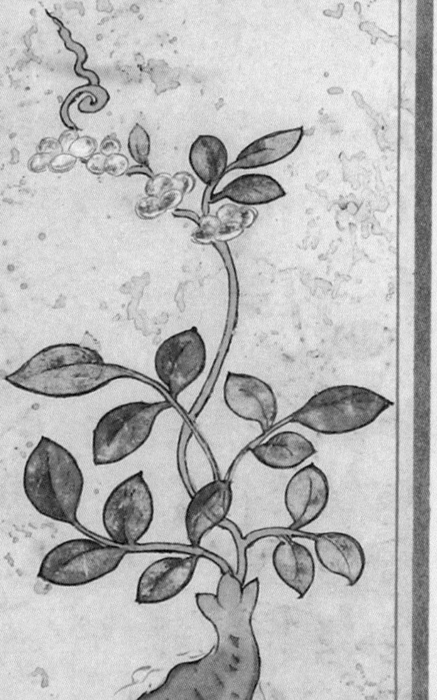

葛根味甘寒無毒主癰腫惡瘡冬月取生者以水中揉出粉成梁煎沸湯擘塊下湯中良久色如膠其體甚韌以蜜湯中[illegible]食之用薑入佳治中熱酒渴病多

葛根

◎养生疗疾功效

主痈肿恶疮，治中热酒渴病，利小便。

◎古籍原文翻译

葛根主治深部脓肿、恶疮。十一月取生葛根，在水中揉出粉，堆成一垛，用热水烧沸，掰成块放在汤中，过一段时间，待汤汁颜色如同胶色之时（葛根淀粉糊化），整个形态也变得非常柔韧，在蜂蜜汤中拌着食用，加上一些姜屑更好。

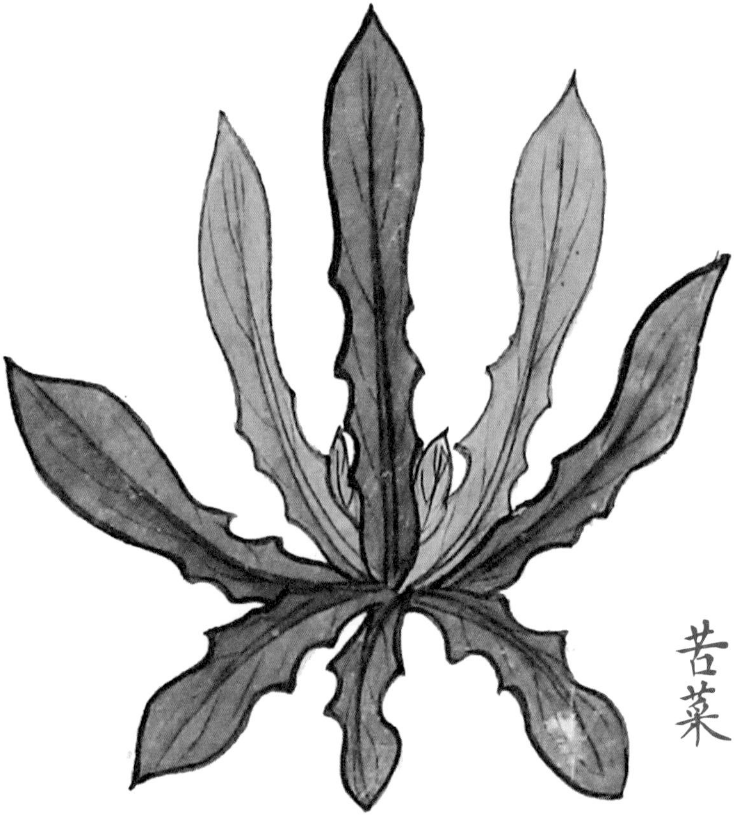

苦菜

小满

小满时节，草木成熟而致盈满：麦穗初齐、桑肥蚕饱，红了樱桃，绿了芭蕉。农田人家的陇头一片忙碌。在中原地区，民间有小满赶集看戏的传统。小满的节气厨房菜是枇杷银耳羹。

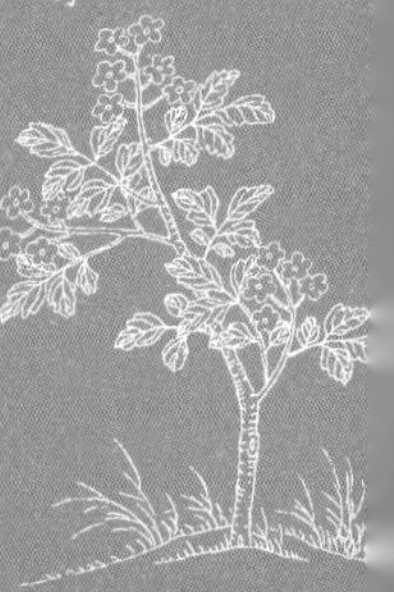

苦菜

卷一。菜类

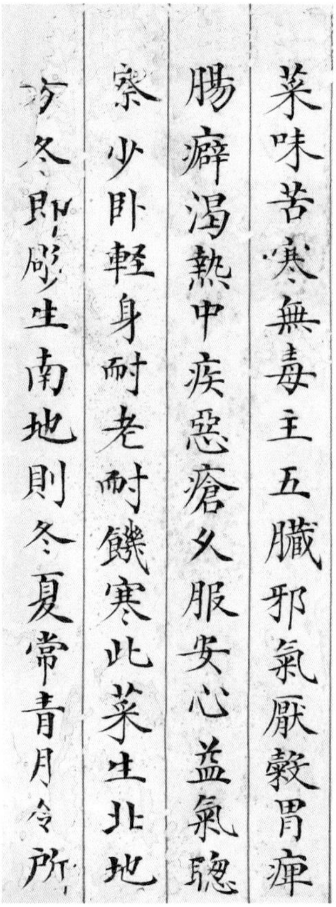

菜味苦寒無毒主五臓邪氣厭穀胃痺腸澼渴熱中疾惡瘡久服安心益氣聰察少卧輕身耐老耐饑寒此菜生北地方冬即凋生南地則冬夏常青月令所

□（苦）菜，味苦，寒，无毒。主五脏邪气，厌谷胃痹，肠澼，渴热中疾，恶疮。久服安心益气，聪察少卧，轻身，耐老，耐饥寒。此菜生北地，方冬即凋。生南地则冬夏常青，《月令》所谓『苦菜秀』者是已。即今之荼也。出山田及泽中，得霜甜脆而美。

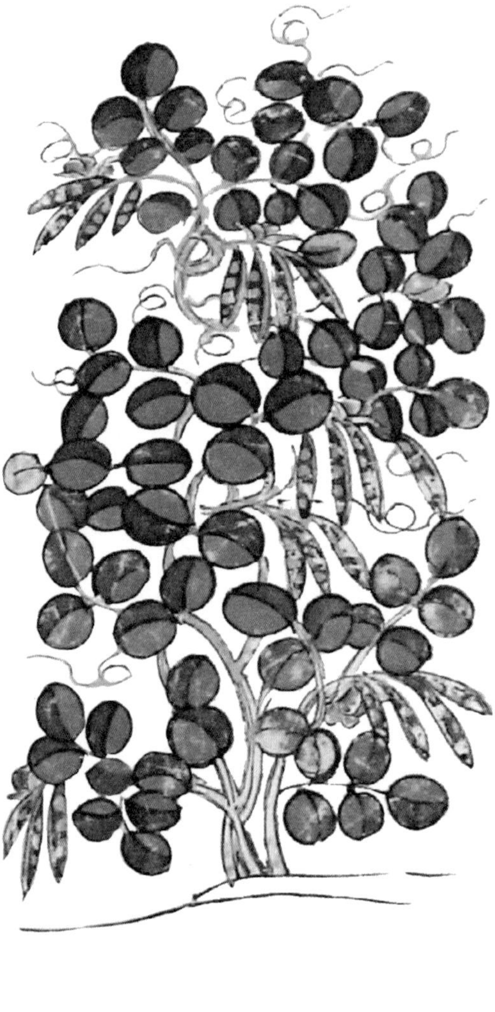

豌豆

第一候 苦菜秀

小满

小满气全时，如何靡草衰。
田家私黍稷，方伯问蚕丝。
杏麦修镰钐，鎙笐竖棘篱。
向来看苦菜，独秀也何为？

——［唐］元稹
《咏廿四气诗·小满四月中》

豌豆

卷一。谷类

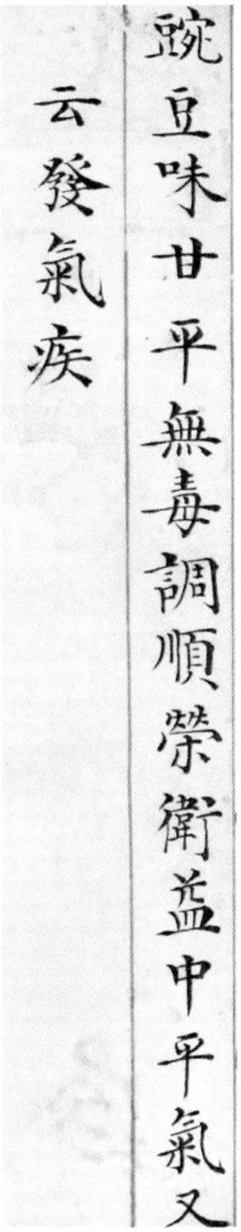

豌豆味甘平無毒調順榮衛益中平氣又云發氣疾

豌豆，味甘，平，无毒。调顺荣卫，益中平气。又云：发气疾。

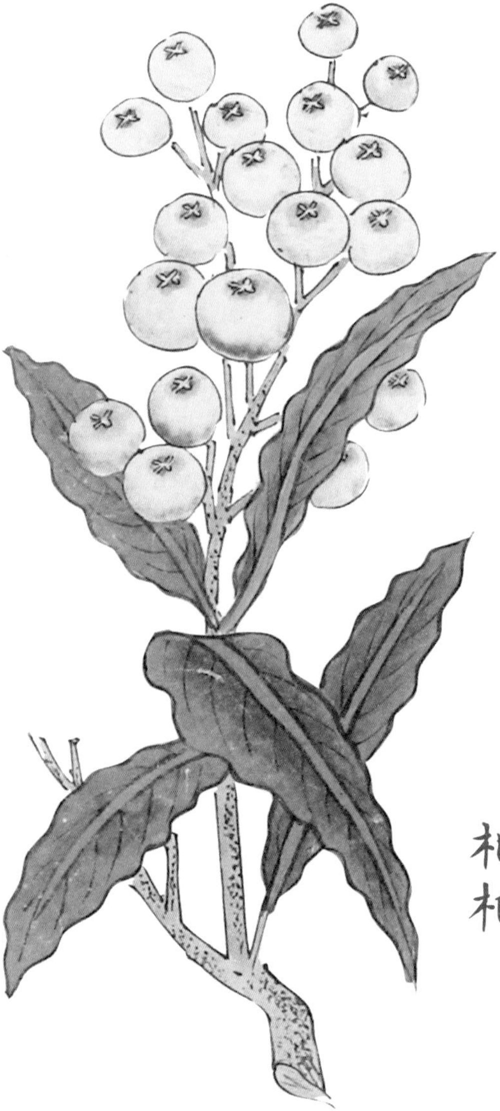

枇杷

小满

第二候　靡草死

田家少闲月，五月人倍忙。
夜来南风起，小麦覆陇黄。
妇姑荷箪食，童稚携壶浆。
相随饷田去，丁壮在南冈。
足蒸暑土气，背灼炎天光。

——［唐］白居易《观刈麦》

枇杷

卷二。果类

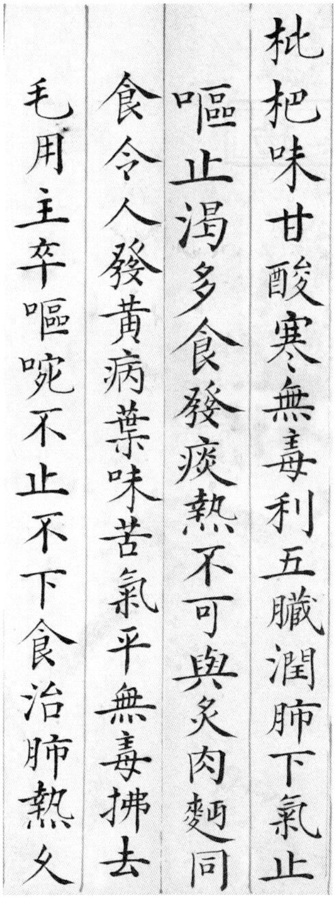
枇杷味甘酸寒無毒利五臓潤肺下氣止嘔止渴多食發痰熱不可與炙肉麪同食令人發黄病葉味苦氣平無毒拂去毛用主卒嘔啘不止不下食治肺熱久

枇杷，味甘酸，寒，无毒。利五脏，润肺下气，止呕止渴。多食发痰热。不可与炙肉、面同食，令人发黄病。叶，味苦，气平，无毒。拂去毛用。主卒呕啘（哕）不止，不下食，治肺热久嗽并渴疾，又疗妇人产后口干。

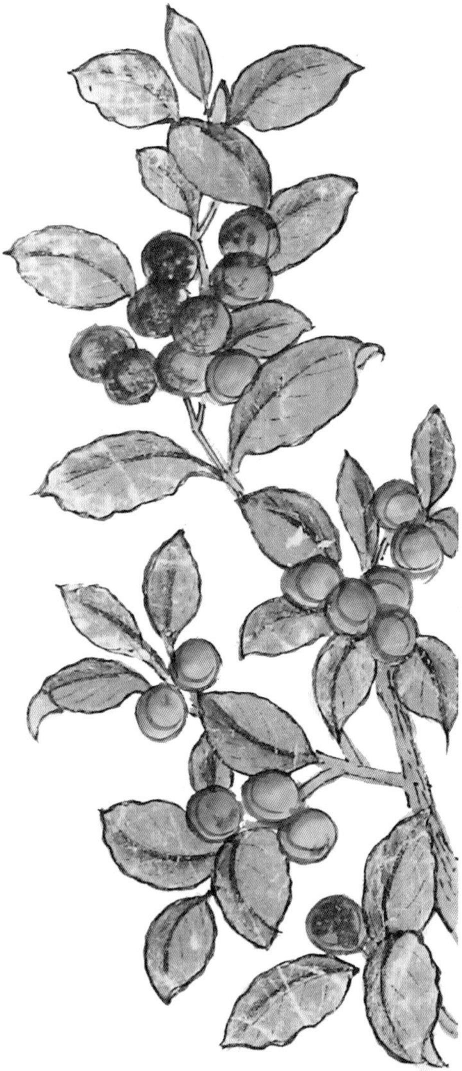

樱桃

第三候 麦秋至

小满

夜莺啼绿柳，皓月醒长空。
最爱垄头麦，迎风笑落红。
——［宋］欧阳修《五绝·小满》

樱桃

卷二。果类

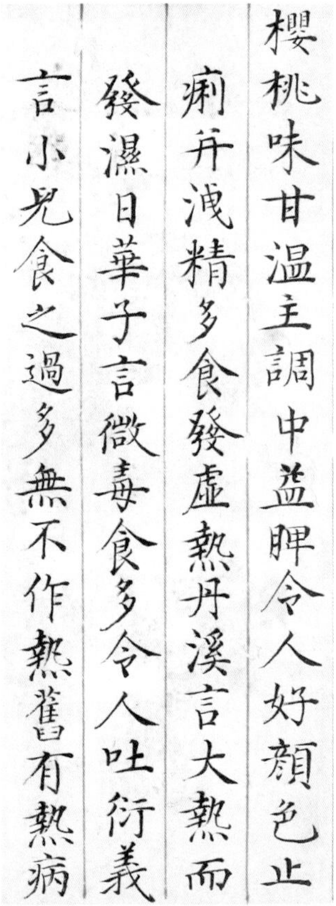

櫻桃味甘溫主調中益脾令人好顏色止痢幷洩精多食發虛熱丹溪言大熱而發濕日華子言微毒食多令人吐衍義言小兒食之過多無不作熱舊有熱病

樱桃，味甘，温。主调中益脾，令人好颜色，止痢并泄精。多食发虚热。丹溪言：大热而发湿。《日华子》言：微毒，食多令人吐。《衍义》言：小儿食之过多，无不作热。旧有热病与嗽喘者，食之立病。

甚佳

覆

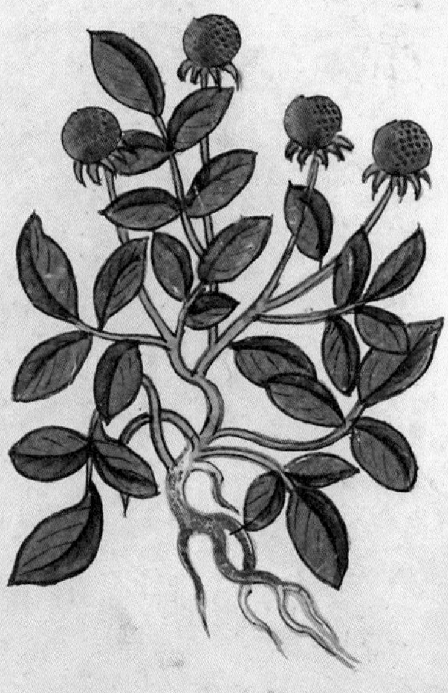

覆盆子味甘酸氣氣平微熱無毒主輕身益氣令髮不白顏色好又主男子腎虛精竭陰痿女子食之有子熟時軟紅可愛

覆盆子

◎养生疗疾功效

轻身，益气。男子肾虚，精竭阴痿。

◎古籍原文翻译

覆盆子，味道甘甜带酸味，性平而微热，没有毒性。能够补益气虚，使身体轻健，神气旺盛。头发发黑，面色好。又主治男子肾虚，少精阳痿。女子吃了覆盆子更容易怀孕。覆盆子成熟的时候外表软红可爱，五月份把它采集下来最好，错过最好的时间采摘就会造成枝叶生虫子。覆盆子用蜜煎制食用最好。

◎中医名词注解

肾虚：肾脏之气虚，亦可称肾气虚，多为肾阳虚，亦有肾阴虚者。

精竭阴痿：肾精枯竭而致阳痿。

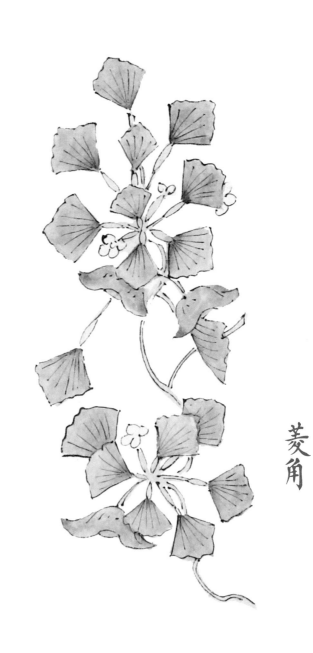

菱角

芒种

芒种是稼种时节：收麦子、种稻子。芒种以后，江南梅子黄熟，进入梅雨季节。《食物本草》记载：『梅雨时，置大缸收水，煎茶甚美，经夜不变色易味，贮瓶中，可经久』。『青梅煮酒论英雄』，是《三国演义》中著名的典故。芒种的节气厨房菜是青梅酒。

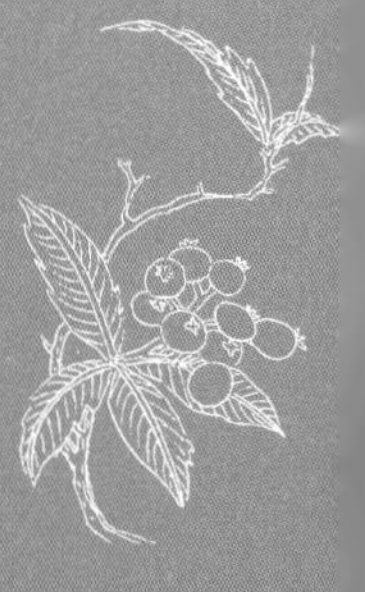

卷二。果类

菱角

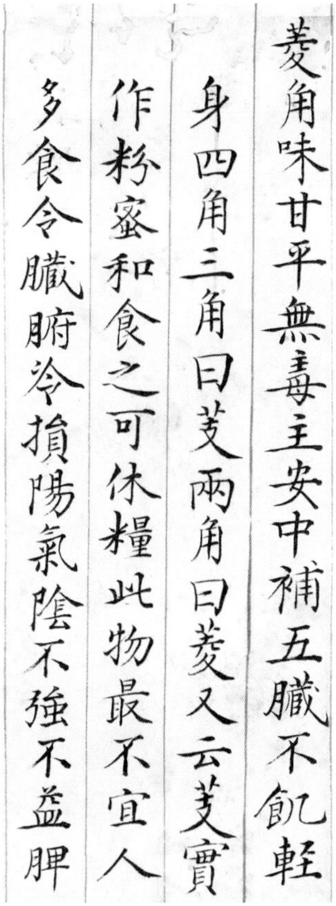

菱角味甘平無毒主安中補五臟不飢輕
身四角三角曰芰兩角曰菱又云芰實
作粉蜜和食之可休糧此物最不宜人
多食令臟腑冷損陽氣陰不強不益脾

菱角，味甘，平，无毒。主安中，补五脏，不饥轻身。四角、三角曰芰，两角曰菱。又云：芰实作粉，蜜和食之，可休粮。此物最不宜人，多食令脏腑冷，损阳气，阴不强，不益脾，且难化，惟解丹石毒。生者、熟者，食致胀满，用姜酒一二杯解之。

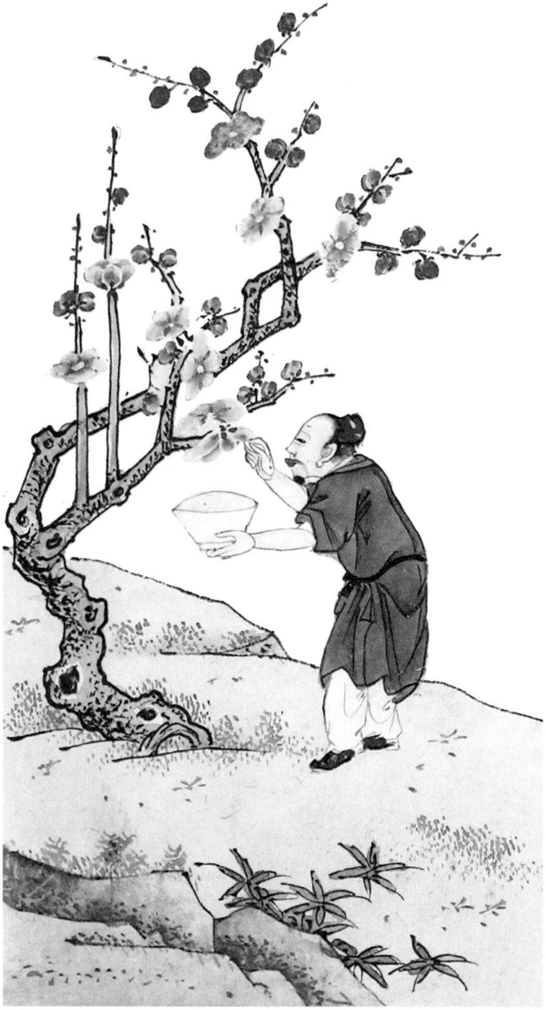

梅雨水

梅雨水

卷一。水类

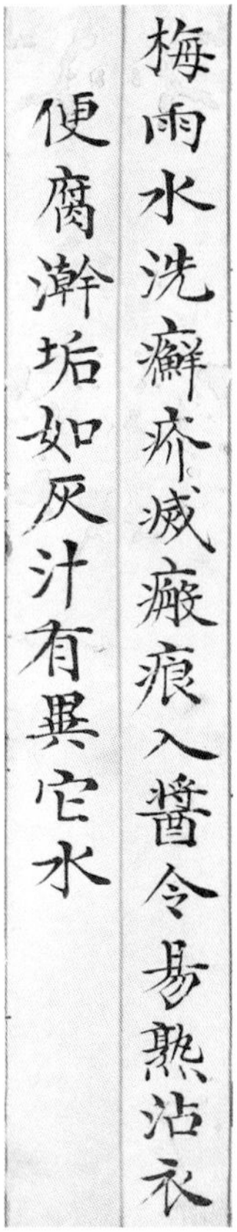
梅雨水洗癬疥滅瘢痕入醬令易熟沾衣
便腐澣垢如灰汁有異它水

梅雨水洗癣疥，灭瘢痕，入酱令易熟，沾衣便腐。浣垢如灰汁，有异它（他）水。

第一候 螳螂生

芒种

蜘蛛网破蜻蜓走，燕子穿花避鸦舅。
幽人睡起静中观，更有蝉声在高柳。
螳螂捕蝉蝉未知，黄雀又拟螳螂后。
儿童调黐欲黏雀，竿动雀惊儿缩手。

——［明］董纪《螳螂捕蝉歌》

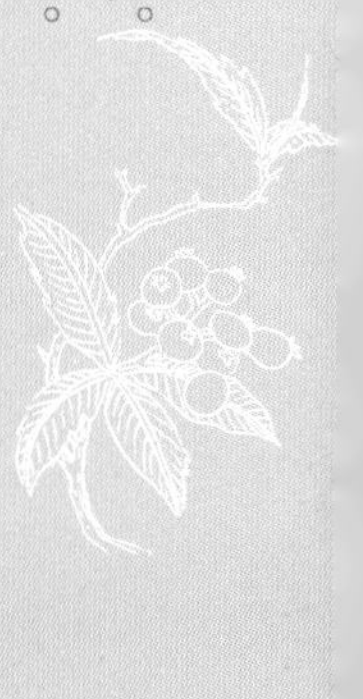

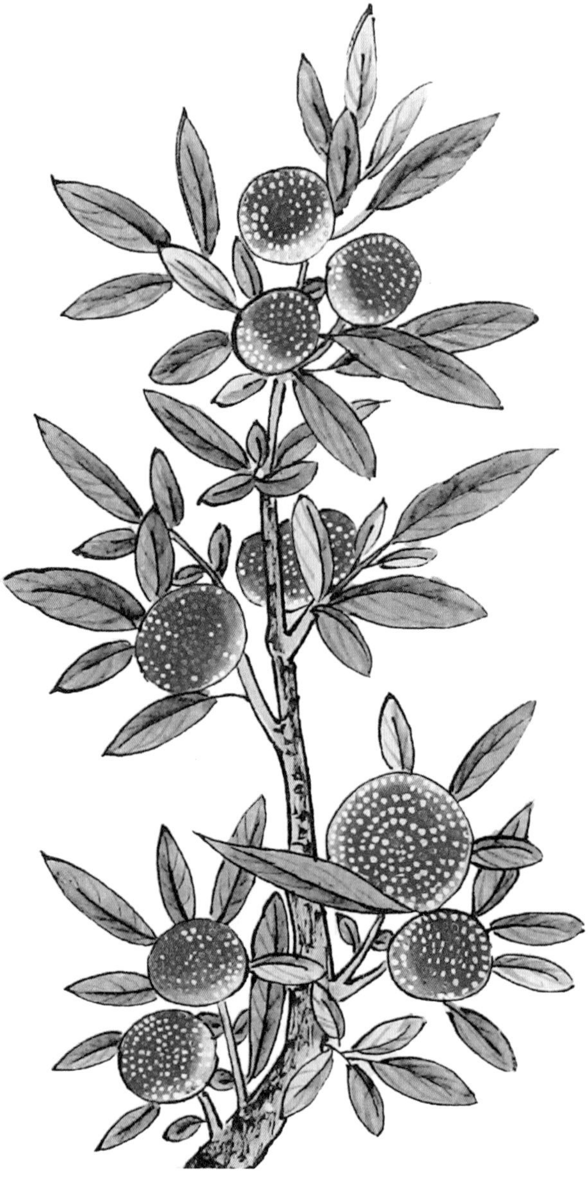

杨梅

第二候 鵙始鸣

芒种

春来草自青，鵙鸣芳复歇。
长啸山中人，披襟弄明月。
——［唐］刘琏《草轩》

杨梅

卷二。果类

楊梅味酸温無毒去痰去嘔消食下酒和
五臟除煩憒惡氣甚能止痢多食令人
發熱亦能損齒及筋骨也

杨梅，味酸，温，无毒。去痰去呕，消食下酒，和五脏，除烦愦恶气，甚能止痢。多食令人发热，亦能损齿及筋骨也。

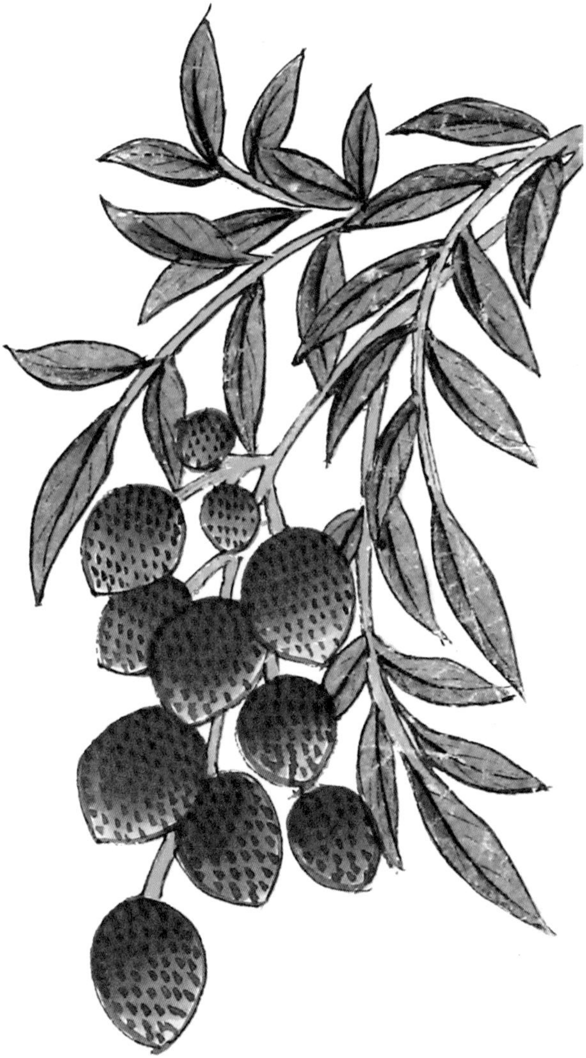

荔枝

第三候 反舌无声

芒种

罗浮山下四时春，卢橘杨梅次第新。
日啖荔枝三百颗，不辞长作岭南人。
——[宋]苏轼《惠州一绝》

荔枝

卷二。果类

荔枝味甘微酸温無毒止煩渴美顏色通
神健脾極甘美益人食之不厭然太多
亦發虛熱飲蜜漿一盃即解丹溪言曰
此果肉屬陽主散無形質之滯氣故能

荔枝，味甘，微酸，温，无毒。止烦渴，美颜色，通神健脾，极甘美益人，食之不厌。然太多亦发虚热，饮蜜浆一杯即解。丹溪言曰：此果肉属阳，主散无形质之滞气，故能消瘤赘赤肿。

云和飯并蓋作鮓食亦益脾胃

甜瓜

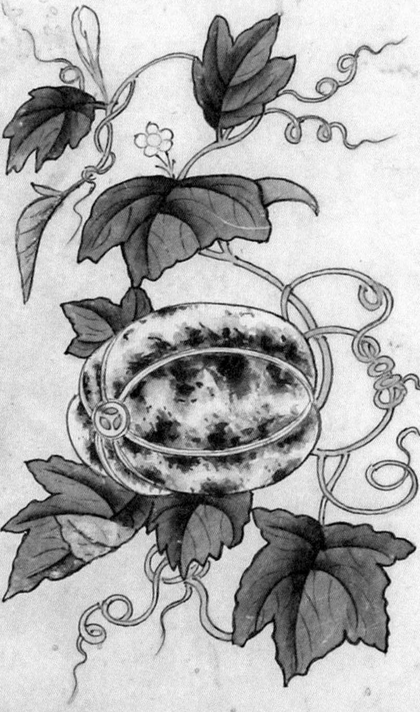

甜瓜寒無毒少食止渴除煩熱利小便通
三焦壅塞氣夏月不中暑氣兼主口鼻

甜瓜

◎养生疗疾功效

止渴除烦热、利小便、治中暑、口鼻疮。

◎古籍原文翻译

甜瓜，性寒，无毒，少量食用有止渴，除烦热的功效，有利于小便畅通。夏天食用甜瓜可以避免中暑。也可以治疗口鼻生疮。甜瓜瓜蒂可以治疗人的身体、面部、四肢浮肿的症状。甜瓜花主治心痛、因气逆而作咳之症。

◎中医名词注解

暑气：夏日湿热之气。口鼻疮：口唇和鼻部生的疮。

身面四肢浮肿：身体四肢面部浮肿。心痛咳逆：心痛咳嗽逆气。

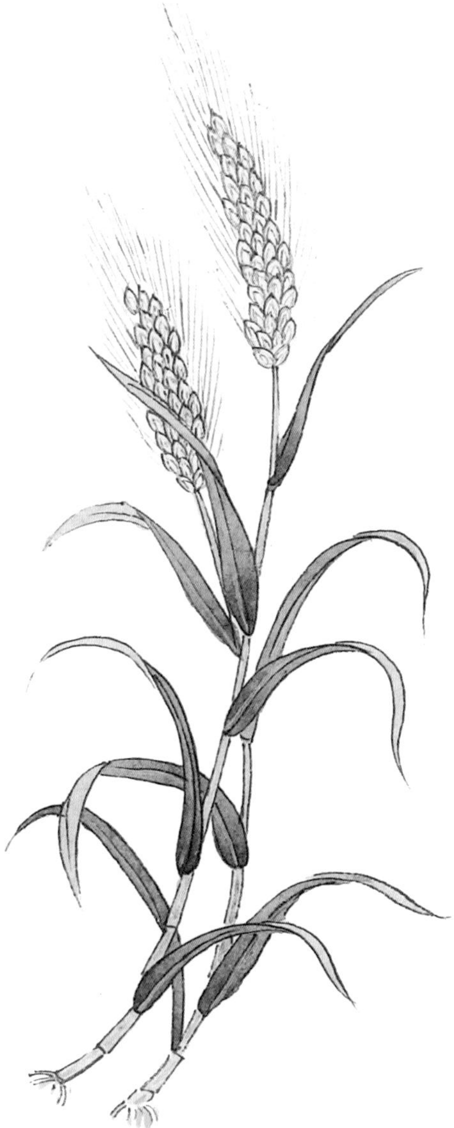

大麦

大麦

卷一。谷类

食物本草

大麥味鹹甘温微寒無毒主消渴除熱益氣調中又云令人多熱為五穀長平胃消食療脹暴食亦作脚軟以其下氣也久食甚宜人頭髮不白補虛勞壯血脉

大麦，味咸甘，温，微寒，无毒。主消渴，除热，益气调中。又云：令人多热。为五谷长，平胃消食，疗胀。暴食亦似脚软，以其下气也。久食甚宜人，头发不白，补虚劳，壮血脉，益颜色，实五脏，止泻，令人肥白滑肌。为面，胜小麦，无燥病。

夏至

夏至标志着盛夏季节的到来。《诗经》曰：『四月秀葽，五月鸣蜩。』夏至草木鸣虫繁盛之极，新麦渐熟，家家擀制『入伏面』。在节气起源的黄河流域，民间有夏至吃面的悠久历史。夏至的节气厨房菜是黄瓜凉面。

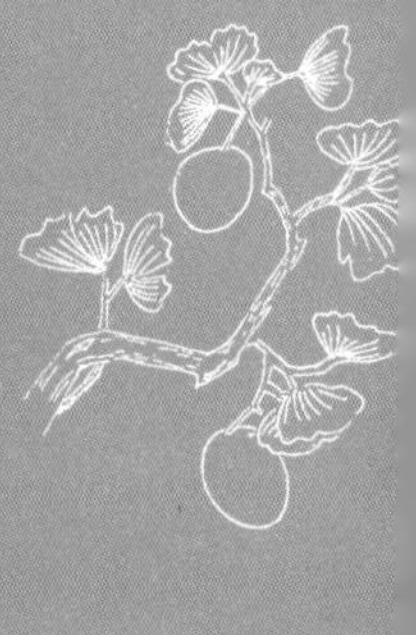

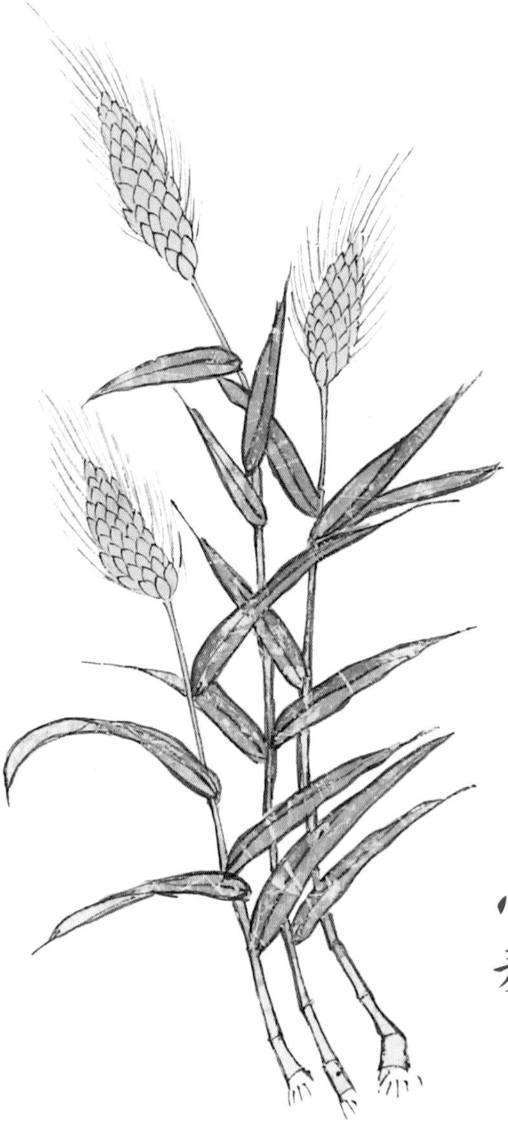

小麦

夏至

第一候 鹿角解

昼晷已云极，宵漏自此长。
未及施政教，所忧变炎凉。
公门日多暇，是月农稍忙。
高居念田里，苦热安可当。

——［唐］韦应物《夏至避暑北池》

小麦

卷一。谷类

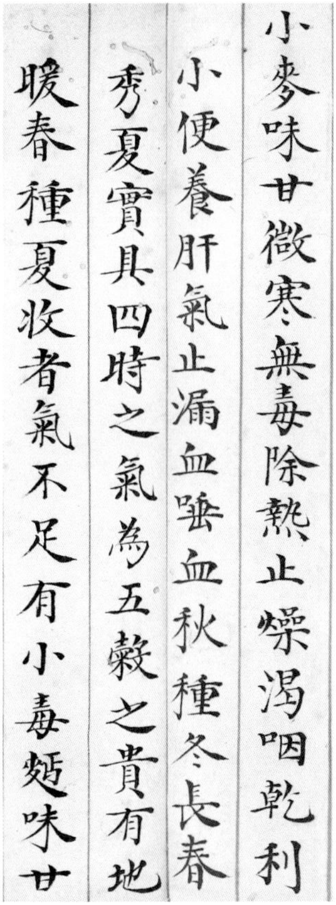

小麥味甘微寒無毒除熱止燥渴咽乾利
小便養肝氣止漏血唾血秋種冬長春
秀夏實具四時之氣為五穀之貴有地
暖春種夏收者氣不足有小毒麪味甘

小麦，味甘，微寒，无毒。除热，止燥渴咽干，利小便，养肝气，止漏血、唾血。秋种冬长，春秀夏实，具四时之气，为五谷之贵。有地暖春种夏收者，气不足，有小毒。面味甘温，补虚养气，实肤体，厚五脏肠胃，强气力。

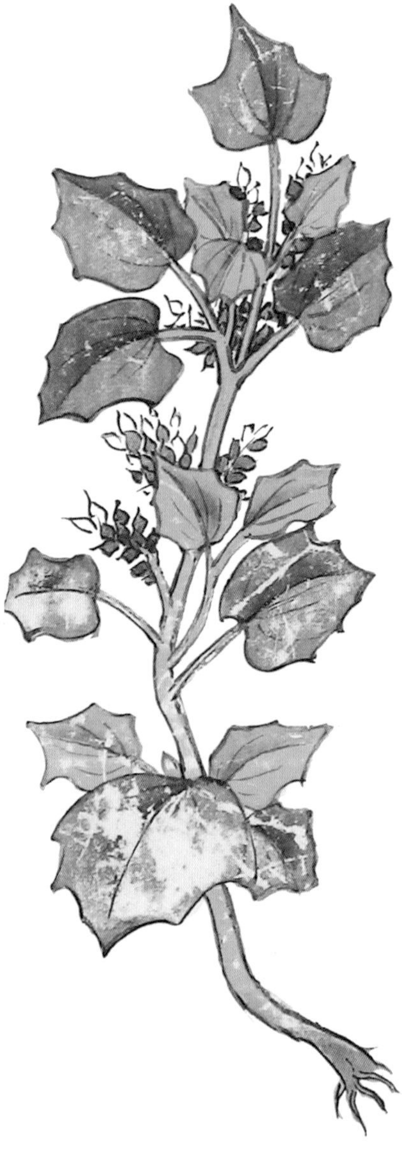

荞麦

蝉始鸣

第二候

夏至

六月初七日，江头蝉始鸣。
石楠深叶里，薄暮两三声。
——［唐］白居易《早蝉》

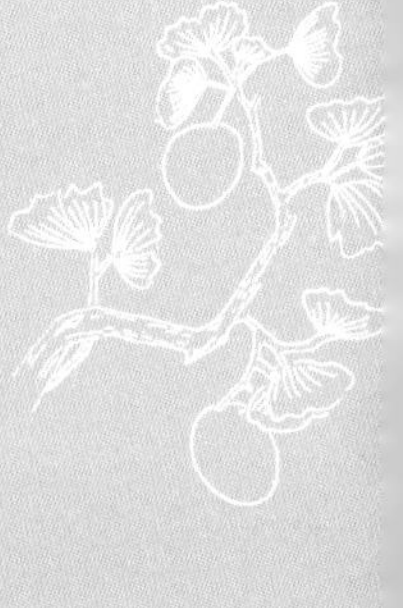

荞麦

卷一○谷类

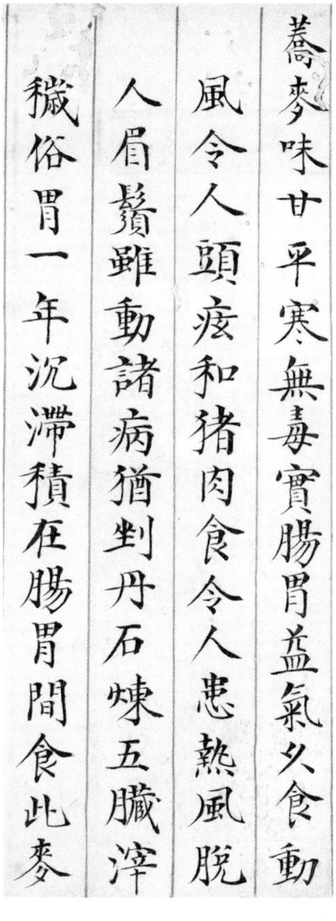

蕎麥味甘平寒無毒實腸胃益氣久食動
風令人頭痃和猪肉食令人患熱風脫
人眉鬚雖動諸病猶剉丹石煉五臟滓
穢俗胃一年沉滯積在腸胃間食此麥

荞麦，味甘，平，寒，无毒。实肠胃，益气，久食动风，令人头痃（眩）。和猪肉食，令人患热风，脱人眉须。虽动诸病，犹锉丹石，炼五脏滓秽。俗胃（谓）：一年沉滞积在肠胃间，食此麦乃消去。

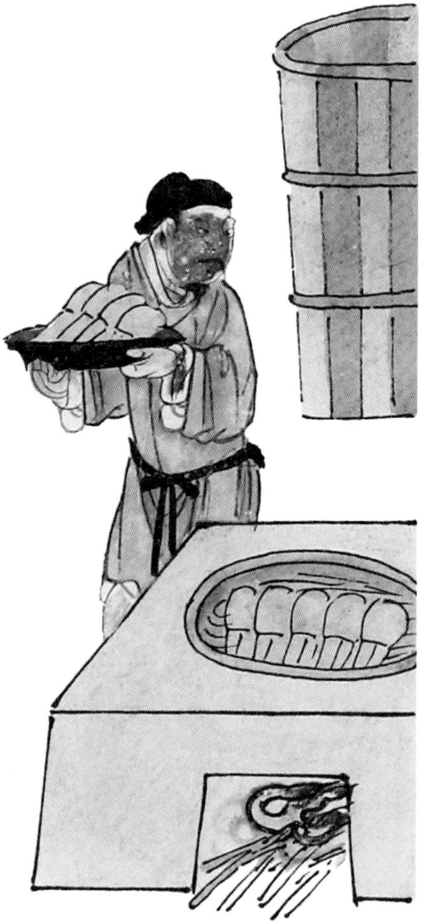

面筋

第三候 半夏生

夏至

齐州多半夏，采自鹊山阳。
累累圆且白，千里远寄将。
——[宋]孔平仲《常父寄半夏》

面筋

卷一。谷类

食物本草

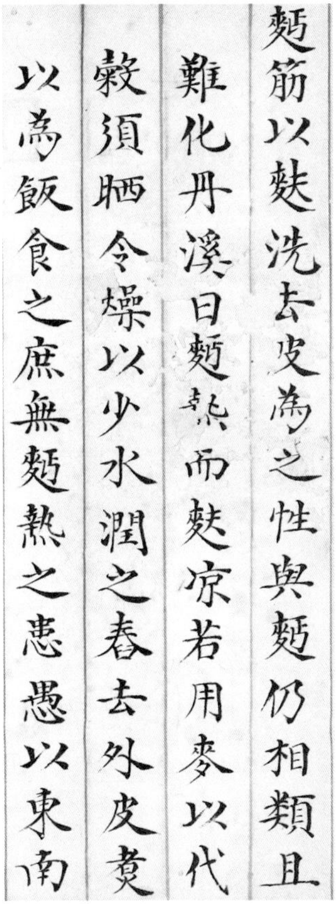
麪筋以麸洗去皮為之性與麪仍相類且難化丹溪曰麪熱而麸凉若用麥以代穀須晒令燥以少水潤之春去外皮煑以為飯食之庶無麪熱之患愚以東南

面筋，以麸洗去皮为之，性与面仍相类且难化。丹溪曰：面热而麸凉，若用麦以代谷，须晒令燥，以少水润之，舂去外皮，煮以为饭，食之庶无面热之患。愚以东南地本卑湿，又雨水频多，麦已受湿，又不曾出汗，食之故渴，动风气，助湿发热。

粟米

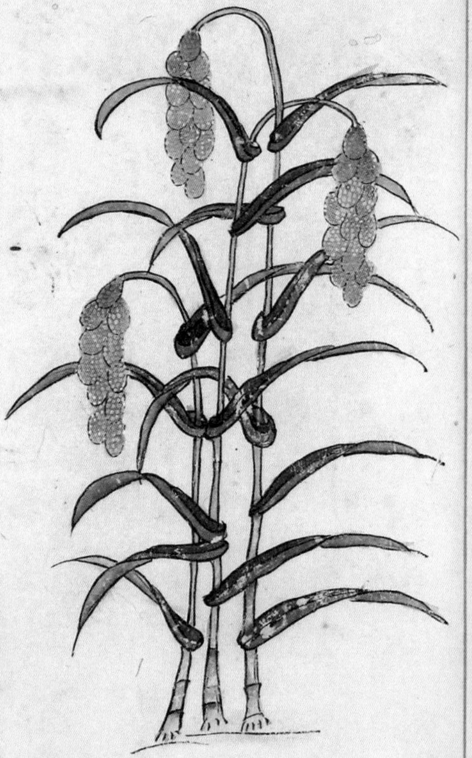

粟米味鹹氣微寒無毒主養腎氣去脾胃熱益氣陳者味苦主胃熱消渴利小便止痢壓丹石毒解小麥毒煮粥性暖初

粟米

◎养生疗疾功效

养肾气、去脾胃热、益气。

◎古籍原文翻译

粟米，味咸，微寒，无毒。主要作用为滋养肾脏，去除脾胃热邪，补益中气。粟米煮粥性暖，将粟米研细煮粥如同母乳，喂给初生小儿，每次少量喂食，可以起到助食、开胃的功效。将粟米舂为粉食，主治脾胃气弱，饮食消化不良、呕吐、气逆，解诸多毒素。

◎中医名词注解

养肾气：补养肾脏之气。去脾胃热：去除中焦脾胃热邪。益气：补益中气。

助谷神：《老子·六章》中『谷神不死』是『道』的用语。这里是助脾胃之气之意。

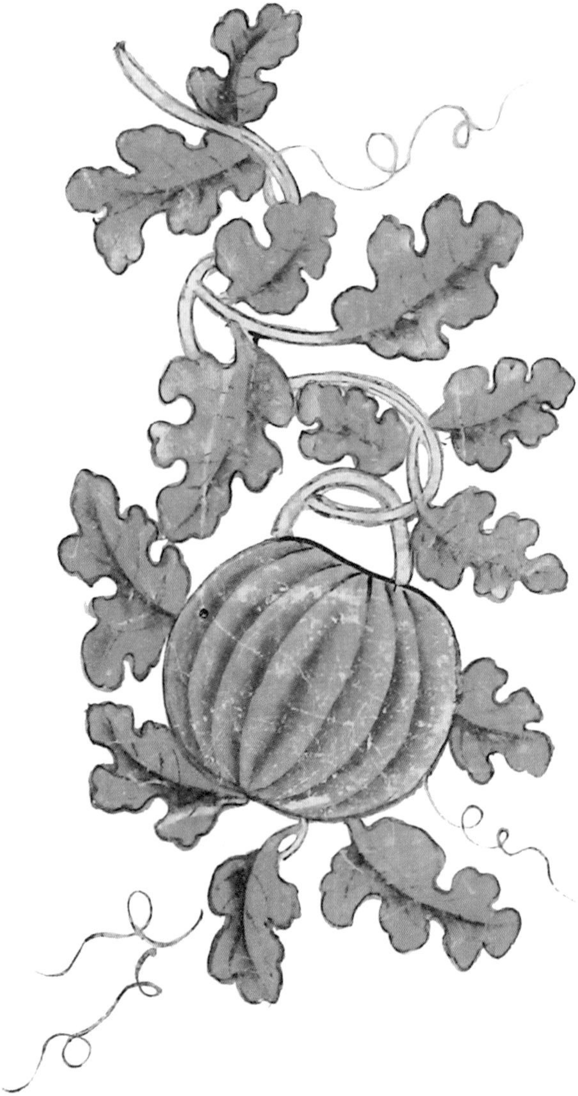

西瓜

小暑

《说文解字》曰：『暑，热也。』古人充分利用暑天骄阳晾衣晒物，宋人有七月晒书交流雅兴的习俗，宋蔡絛《铁围山丛谈》卷一说：『秘书省岁曝书则有会，号曰曝书会，侍从皆集，以爵为位叙。』家中喝茶吃瓜和山中隐伏避暑是古人应对苦夏的良方。小暑的节气厨房菜是苦瓜鸭汤。

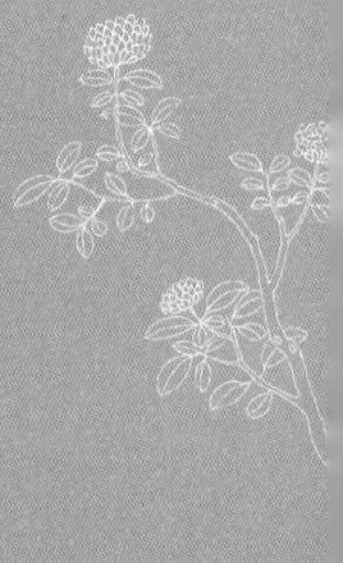

西瓜

卷二。果类

西瓜味淡甘寒壓煩熱消暑毒療喉痺有天生白虎湯之號多食作洩痢與油餅之類同食損胃一種名楊溪瓜秋生冬熟形略長匾而大瓤色臙紅味勝西瓜

西瓜，味淡甘，寒。压烦热，消暑毒，疗喉痹，有天生白虎汤之号。多食作泄痢。与油饼之类同食，损胃。一种名杨溪瓜，秋生冬熟，形略长扁而大，瓤色胭红，味胜西瓜，可留至次年夏间。或曰是异人所遗之种也。

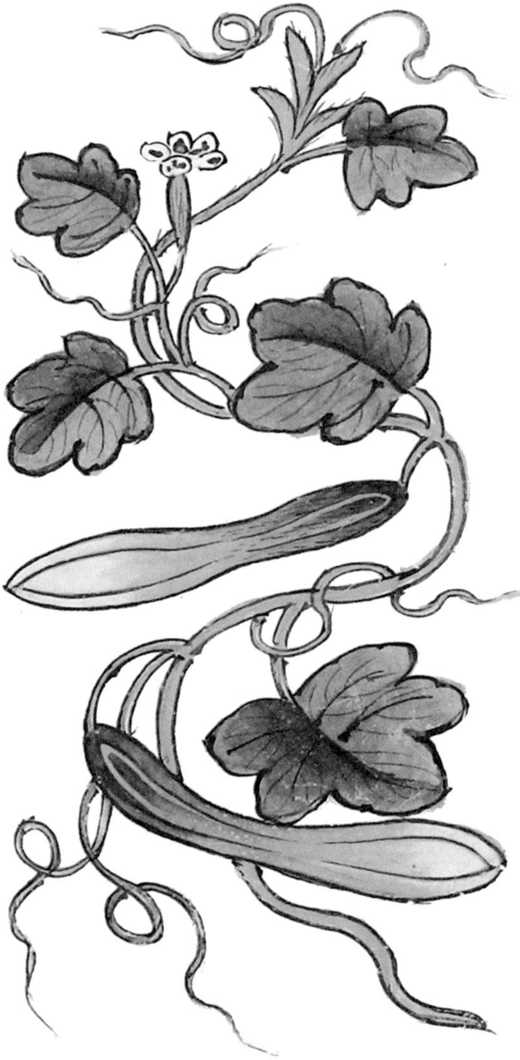

黄瓜

小暑

第一候 温风至

殷疑曙霞染，巧类匣刀裁。
不怕南风热，能迎小暑开。
——［唐］独孤及
《答李滁州题庭前石竹花见寄》

黄瓜

卷一。菜类

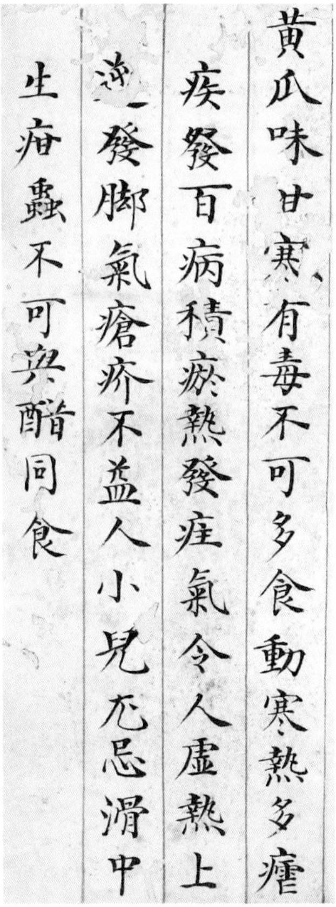
黄瓜味甘寒有毒不可多食動寒熱多瘧疾發百病積瘀熱發痓氣令人虛熱上逆發脚氣瘡疥不益人小兒尤忌滑中生疳蟲不可與醋同食

黄瓜味甘，寒，有毒。不可多食，动寒热，多疟疾，发百病，积瘀热，发痓气，令人虚热上逆，发脚气疮疥，不益人。小儿尤忌，滑中，生疳虫。不可与醋同食。

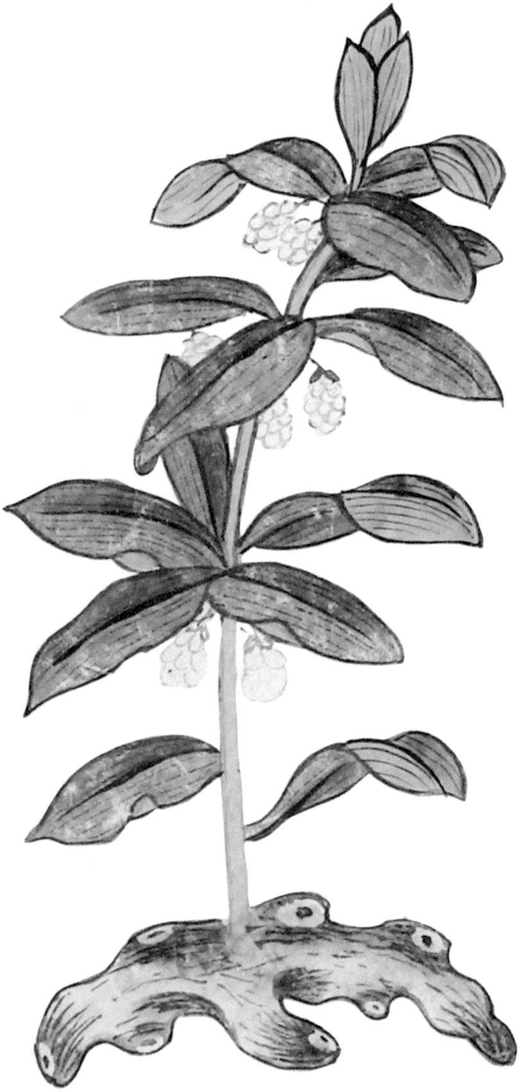

黄精

第二候 蟋蟀居壁

小暑

山郭江村雨后凉，西风吹冷豆花香。
疏篱草径行人少，蟋蟀吟时正夕阳。
——［清］李四维《蟋蟀》

黄精

卷二。果类

黄精味甘平無毒補中益氣除風濕益脾潤肺九蒸九暴食之又言餌之可以長生

黄精，味甘，平，无毒。补中益气，除风湿，益脾润肺。九蒸九暴食之。又言：饵之可以长生。

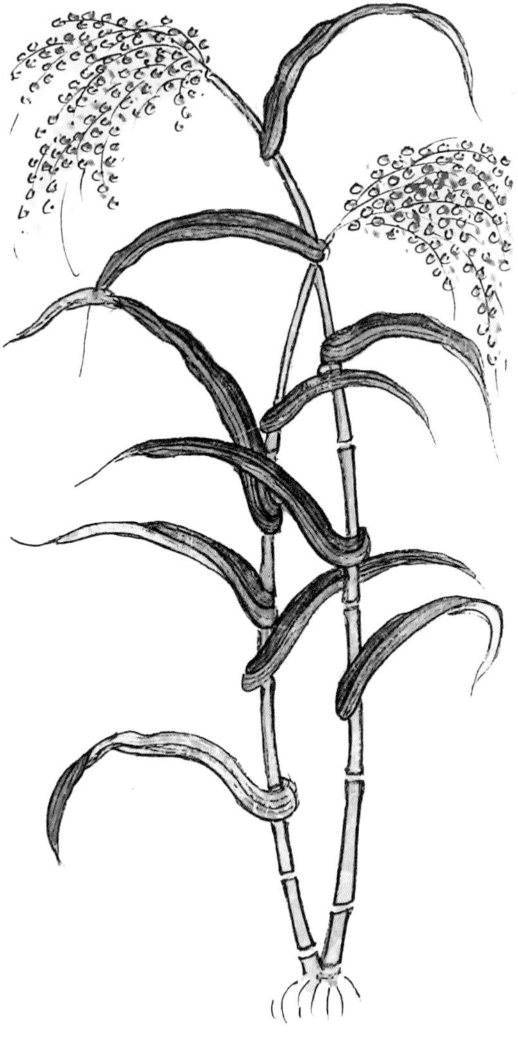

黍米

黍米

卷一。谷类

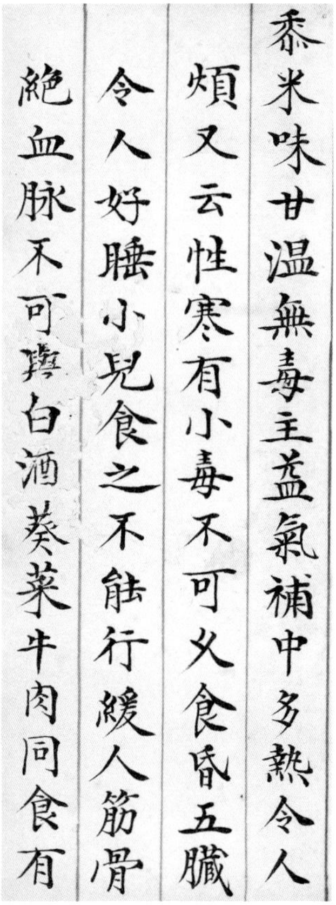
黍米味甘温無毒主益氣補中多熱令人煩又云性寒有小毒不可久食昏五臟令人好睡小兒食之不能行緩人筋骨絕血脉不可與白酒葵菜牛肉同食有

黍米，味甘，温，无毒。主益气补中，多热令人烦。又云：性寒，有小毒，不可久食，昏五脏，令人好睡，小儿食之不能行，缓人筋骨，绝血脉。不可与白酒、葵菜、牛肉同食。有丹、黑数种，比粟米略大。今此地所种多是秫黍，最黏，又名黄糯，只以做酒，谓之黄米酒。

第三候 鹰始鸷

小暑

柴门风卷却吹开，狭径初成竹旋栽。
梢影细从茶碗入，叶声轻逐篆烟来。
暑天倦卧星穿透，冬昼闲吟雪压摧。
预想此时应更好，莫移墙下一株梅。

——［宋］张镃《竹轩诗兴》

為陰而有收之意止血治嗽亦可為助
同蟹食即腹痛大瀉

桃

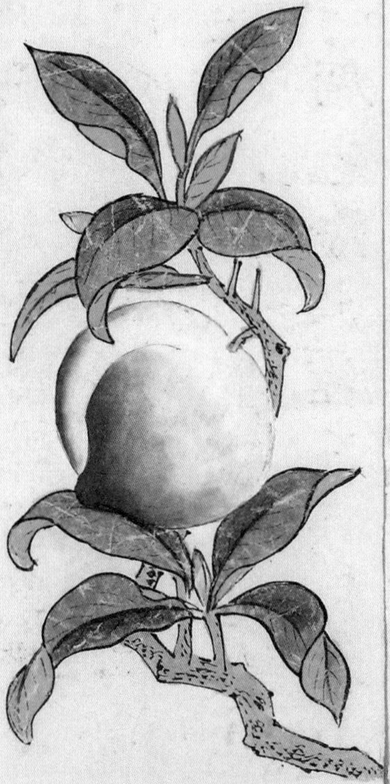

桃
桃味甘酸熱微毒益色辟邪發丹石毒多
食令人忌食又不可與鱉同食食之浴

桃

◎养生疗疾功效

仁，主瘀血血闭，血结血燥，通润大便。

◎古籍原文翻译

桃，味甘酸，性热，食用使人面色好。多食会诱发丹石药物的毒性，不可与鳖同食。桃仁主治体内瘀血、闭经，血结血燥，使大便润滑畅通，通月经，止痛。食用桃花令人肌肤光艳。除人体水肿，改善小便涩痛，尿出结石的症状，利于大小便。

◎中医名词注解

益色辟邪：使面色好，能辟除邪气。瘀血血闭：瘀血症或闭经。血结血燥：血脉不通畅，凝结，而呈现各种干燥的症状。石淋：泌尿系结石症。

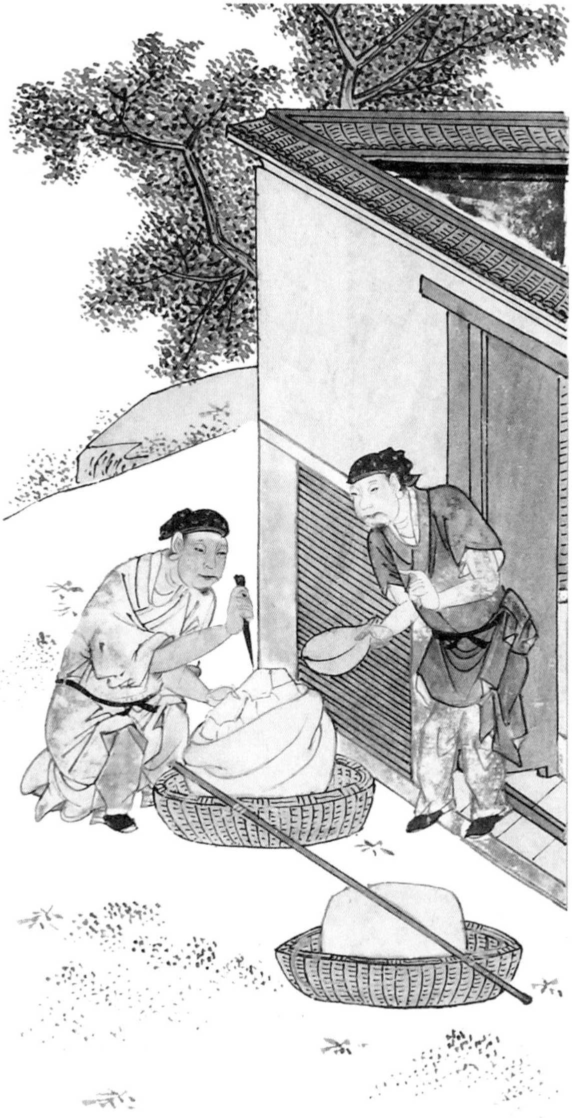

夏冰

大暑

大暑，炎热天气到达极致。盛夏的北京『满地槐花满树蝉』是一美景；盛夏的夜晚『轻罗小扇扑流萤』是一美事。晋朝人车胤在盛夏晚上『囊萤夜读』是千百年流传至今勤学的典故。大暑的节气厨房菜是绿豆排骨汤。

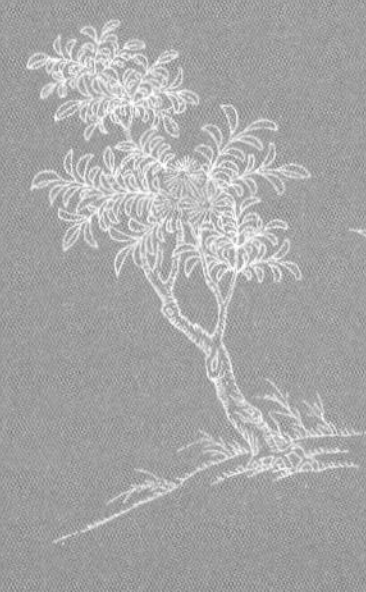

夏冰

卷一。水类

夏冰味甘大寒無毒去熱除煩暑月食之與氣候相反入腹冷熱相激非所宜也止可隱映飲食取其氣之冷耳若敲碎食之暫時爽快久當成疾

夏冰，味甘，大寒，无毒。去热除烦。暑月食之，与气候相反，入腹冷热相激，非所宜也。止可隐映饮食，取其气之冷耳。若敲碎食之，暂时爽快，久当成疾。

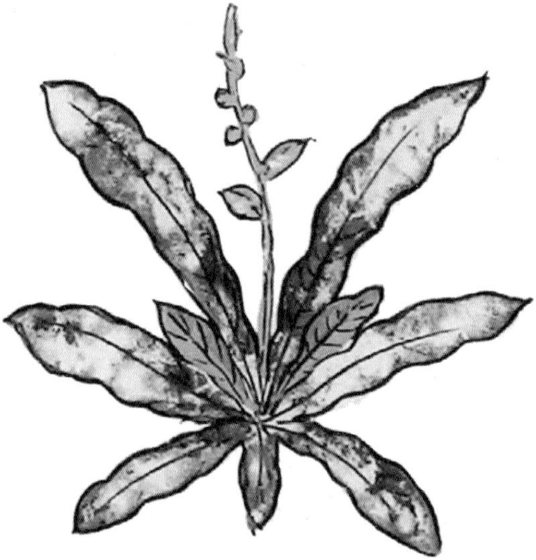

苦荬

第一候

腐草为萤

大暑

熠熠迎宵上，林间点点光。
初疑星错落，浑讶火荧煌。
着雨藏花坞，随风入画堂。
儿童竞追扑，照字集书囊。
——［宋］朱淑真《夏萤》

苦荬

卷一。菜类

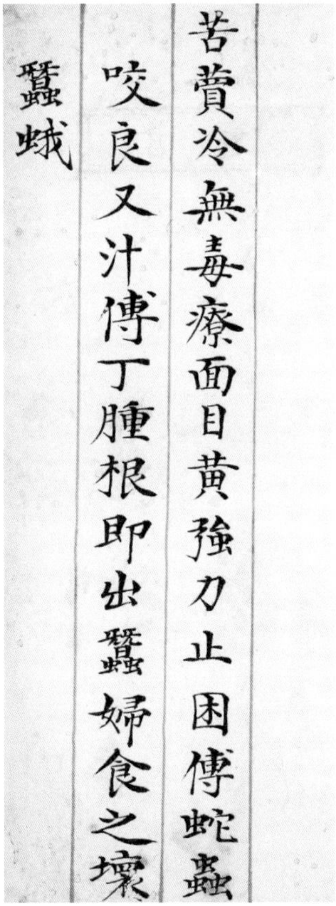
苦藚冷無毒療面目黄強力止困傅蛇蟲
咬良又汁傅丁腫根即出蠶婦食之壞
蠶蛾

苦荬，冷，无毒。疗面目黄，强力止困，傅（敷）蛇虫咬，良。又汁傅（敷）丁（疔）肿，根即出。蚕妇食之坏蚕蛾。

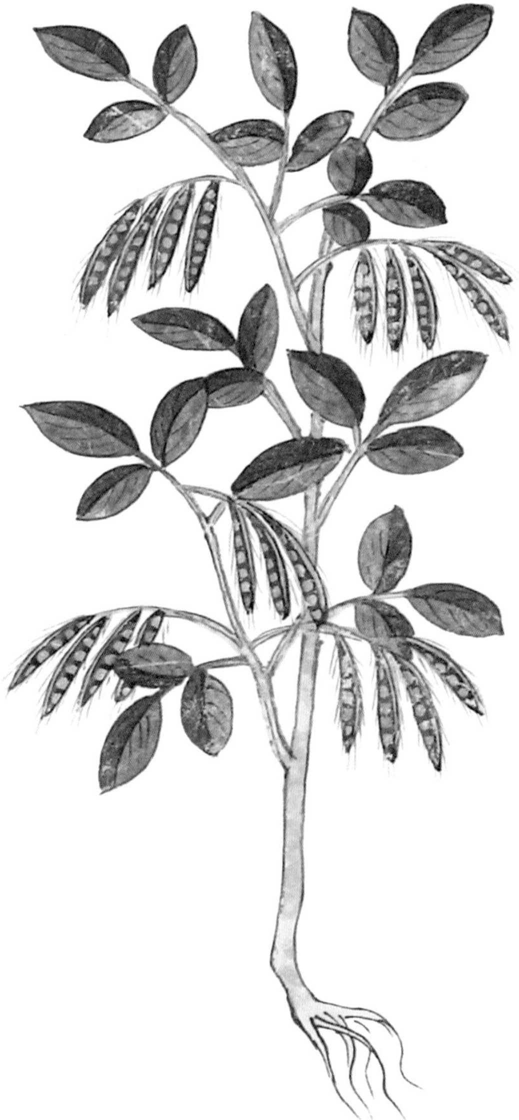

绿豆

大暑

第二候　土润溽暑

元非王相宅，庭下亦三槐。
嫩绿盈春树，繁阴覆夏台。

——〔明〕卢龙云《邑中槐树》

绿豆

卷一。谷类

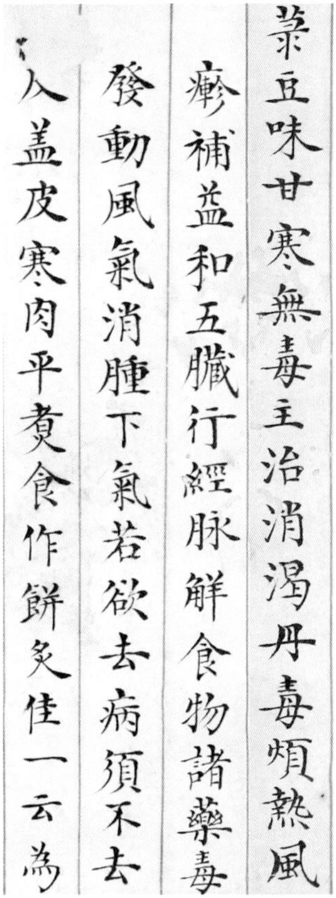

菉豆味甘寒無毒主治消渴丹毒煩熱風
疹補益和五臟行經脉解食物諸藥毒
發動風氣消腫下氣若欲去病須不去
入盖皮寒肉平煑食作餅炙佳一云為

菉（绿）豆，味甘，寒，无毒。主治消渴，丹毒，烦热，风疹，补益，和五脏，行经脉，解食物诸药毒，发动风气，消肿下气。若欲去病，须不去皮，盖皮寒肉平。煮食作饼，炙佳。一云：为粉荡皮，能解酒毒。以水调服之。

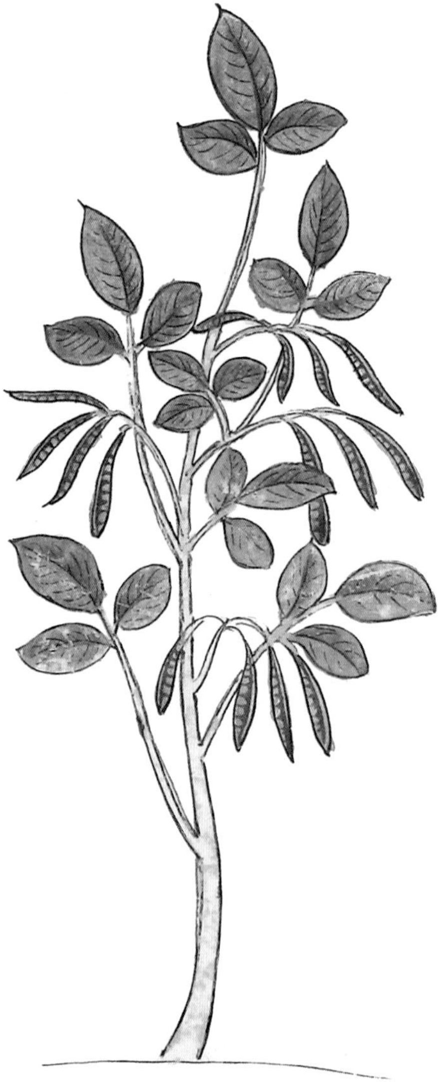

赤小豆

大暑

第三候

大雨时行

僧舍清凉竹树新，初经一雨洗诸尘。
微风忽起吹莲叶，青玉盘中泻水银。

——［唐］施肩吾《夏雨后题青荷兰若》

赤小豆

卷一。谷类

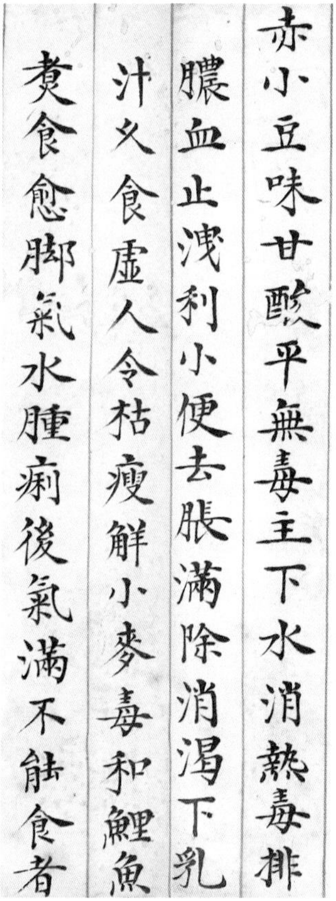
赤小豆味甘酸平無毒主下水消熱毒排膿血止洩利小便去脹滿除消渴下乳汁久食虛人令枯瘦解小麥毒和鯉魚煮食愈脚氣水腫痢後氣滿不能食者

赤小豆，味甘酸，平，无毒。主下水，消热毒，排脓血，止泻，利小便，去胀满，除消渴，下乳汁。久食虚人，令枯瘦。解小麦毒。和鲤鱼煮食，愈脚气水肿。痢后气满不能食者，宜煮食之。不可同鱼鲊食。

號名仙菜性怕塩多則腐也

百合

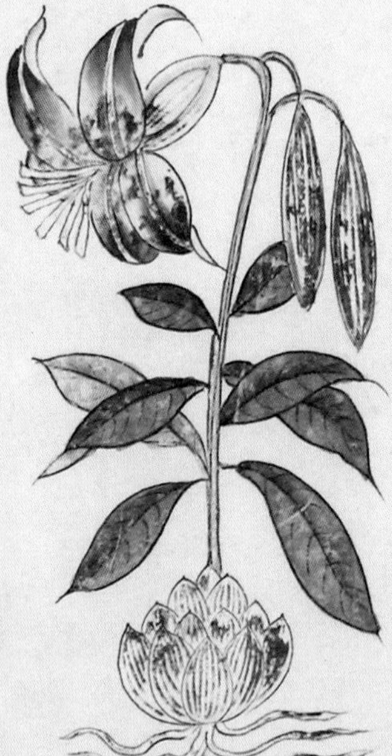

百合味甘平無毒主邪氣腹脹浮腫心痛乳難喉痺利大小便補中益氣止顛狂涕淚定心中胶蠱毒療癰腫産後血病

百合

◎养生疗疾功效

主邪气腹胀、浮肿、心痛、乳难、喉痹，利大小便，补中益气，止癫狂涕泪，定心志，杀蛊毒，疗痈肿、产后血病。

◎古籍原文翻译

百合，味甘，性平，无毒。主治邪气膨胀、浮肿、心痛、乳汁分泌不足、咽喉肿痛不适，利大小便，能补中益气，止癫狂涕泪，安定心志，杀灭蛊毒，治疗痈肿和妇人产后血病。蒸或者煮着吃，跟肉一起吃更好。捣成粉制作面食，对人体最是有益。

◎中医名词注解

邪气腹胀：邪气泛指外感六淫以及疫疠之气致病引起腹部胀满。

乳难：乳汁分泌不足，致哺乳困难称乳难。

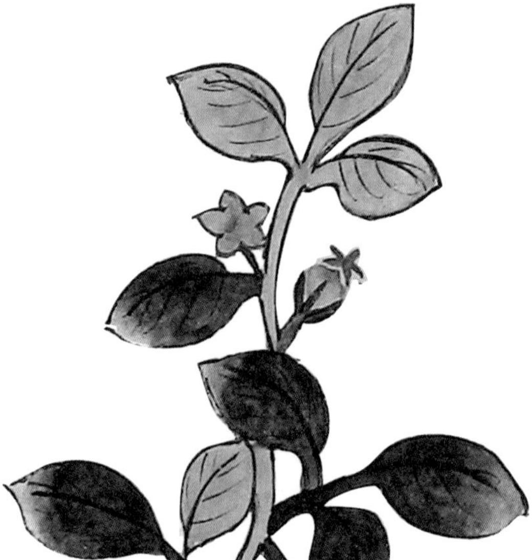

茄

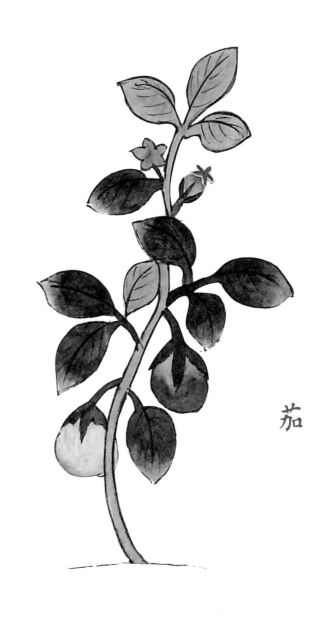

立秋

立秋是秋季的第一个节气，寓意秋季开始，暑去凉来。人们将立秋之后的炎热天气称为『秋老虎』。立秋以后是七夕节。牛郎织女的爱情传说，是人们七夕秋夜乘凉讲给孩子的美好民间故事。立秋的节气厨房菜是枸杞参酒。

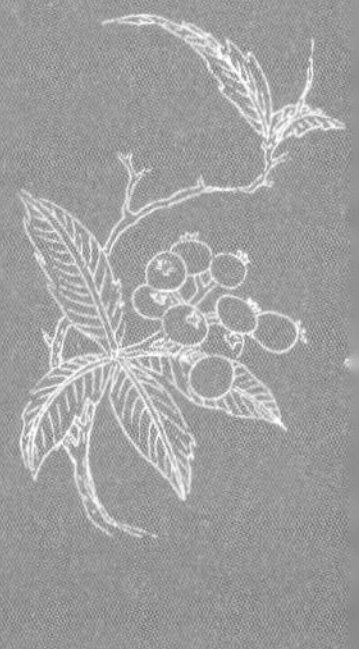

茄

卷一。菜类

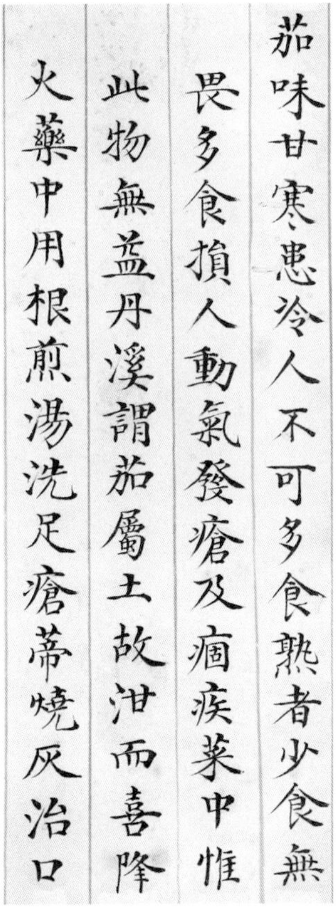
茄味甘寒患冷人不可多食熟者少食無畏多食損人動氣發瘡及痼疾菜中惟此物無益丹溪謂茄屬土故泔而喜降火藥中用根煎湯洗足瘡蒂燒灰治口

茄，味甘，寒。患冷人不可多食，熟（热）者少食无畏。多食损人，动气，发疮及痼疾，菜中惟此物无益。丹溪谓：茄属土，故泔（甘）而喜降火（药）中用。根，煎汤洗足疮。蒂，烧灰治口疮，甚效。

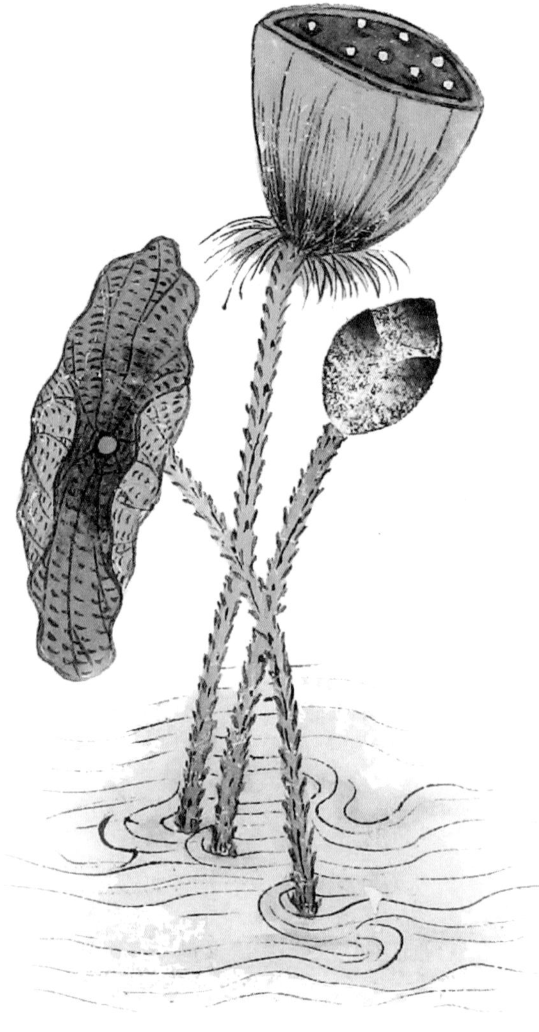

莲子

凉风至

第一候

立秋

乳鸦啼散玉屏空，一枕新凉一扇风。
睡起秋声无觅处，满阶梧叶月明中。
——［宋］刘翰《立秋》

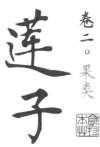

莲子

卷二。果类

蓮子味甘平寒無毒補中安心神養氣力益經脉除百病止渴止痢治腰痛洩精久服輕身耐老延年不饑多食令人喜生者動氣脹人熟者良並宜去心葉及

莲子，味甘，平，寒，无毒。补中，安心神，养气力，益经脉，除百病，止渴止痢，治腰痛泄精。久服轻身耐老，延年不饥，多食令人喜。生者动气胀人，熟者良。并宜去心。叶及房，皆破血，胎衣不下，酒煮服之。

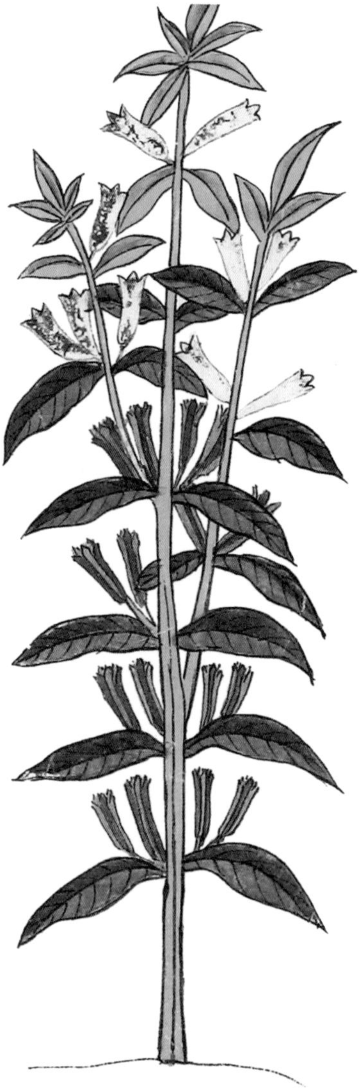

芝麻

芝麻

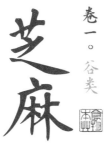

卷一。谷类

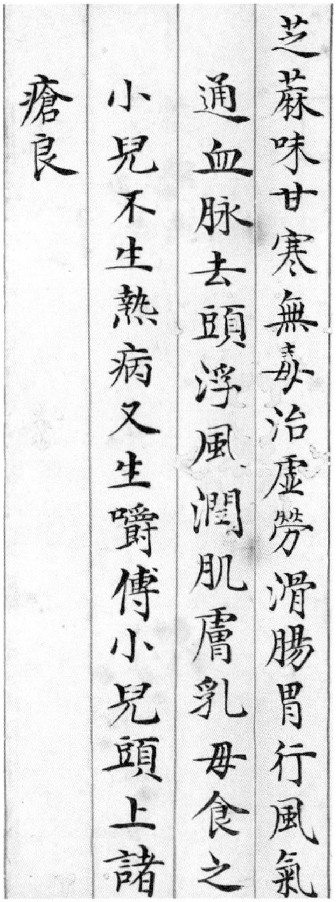
芝蔴味甘寒無毒治虛勞滑腸胃行風氣
通血脈去頭浮風潤肌膚乳母食之
小兒不生熱病又生嚼傅小兒頭上諸
瘡良

芝麻，味甘，寒，无毒。治虚劳，滑肠胃，行风气，通血脉，去头浮风，润肌肤。乳母食之，小儿不生热病。又生嚼敷小儿头上诸疮，良。

立秋

第二候 白露生

桂魄初生秋露微，轻罗已薄未更衣。
银筝夜久殷勤弄，心怯空房不忍归。

——［唐］王维《秋夜曲》

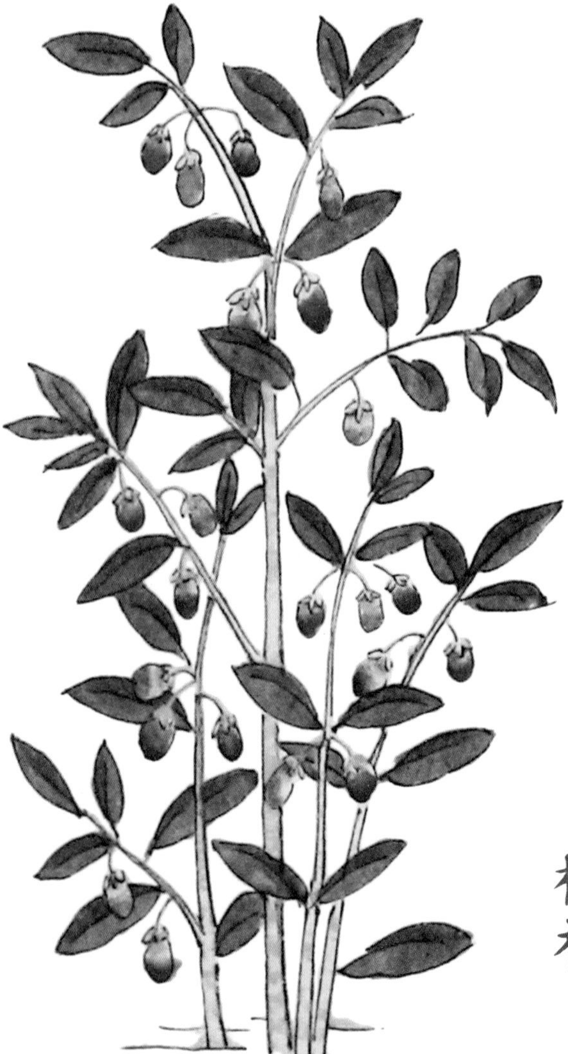

枸杞

枸杞

卷一。菜类

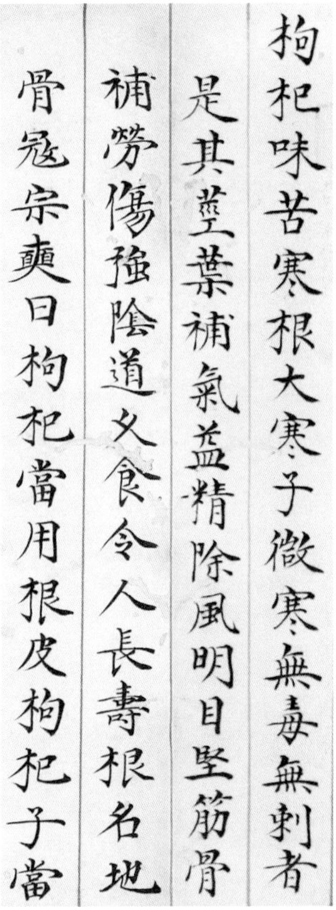
枸杞味苦寒根大寒子微寒無毒無刺者是其莖葉補氣益精除風明目堅筋骨補勞傷強陰道久食令人長壽根名地骨寇宗奭曰枸杞當用根皮枸杞子當

枸杞，味苦，寒，根大寒，子微寒，无毒。无刺者是。其茎叶补气益精，除风明目，坚筋骨，补劳伤，强阴道，久食令人长寿。根名地骨。寇宗奭曰：枸杞当用根皮，枸杞子当用其红实。谚云：去家千里，莫食枸杞。言其补益强盛，无所为也。和羊肉做羹食，和粳米煮粥食，入葱豉五味，补虚劳尤胜。

第三候 寒蝉鸣

立秋

几日相别离，门前生稆葵。
寒蝉聒梧桐，日夕长鸣悲。
白露湿萤火，清霜凌兔丝。
空掩紫罗袂，长啼无尽时。

——［唐］李白《代秋情》

黑大豆

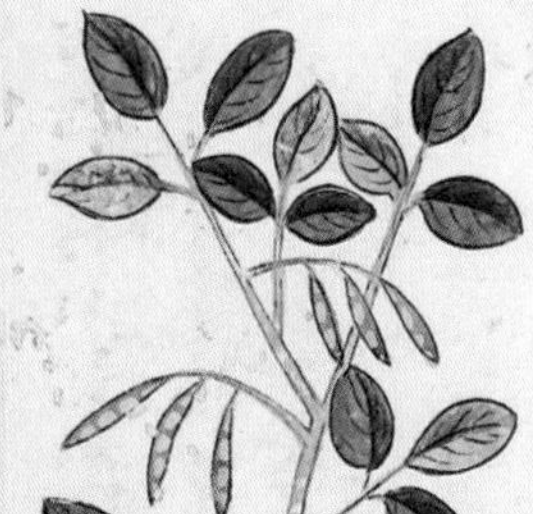

黑大豆味甘平無毒炒食去水腫消穀止膝痛腹脹除濕痺乍食體重忌食猪肉十歲以下小兒勿食恐一時食猪肉擁氣至危煮食及飲汁凉下熱腫鮮熱毒及烏附丹石諸毒除胸胃中熱大小便

黑大豆

◎养生疗疾功效

去水肿、消谷、止膝痛腹胀。

◎古籍原文翻译

黑大豆，味甘，性平，无毒。炒食黑大豆可以去除水肿，消食，治疗膝盖疼痛、腹部胀满，解除湿痹。煮食黑大豆或饮汁，性凉，可以解除人体热肿气，除胸、胃中热及大小便中带血，散除五脏内的郁结之气。明代医生陶节庵经常食用盐水煮黑豆，说常食能补肾。因黑色属水，水走肾，黑豆形似肾，而盐能入肾经，故能补肾。

◎中医名词注解

湿痹：湿邪致关节不利。

五脏结气：五脏气机不畅，壅结郁滞。

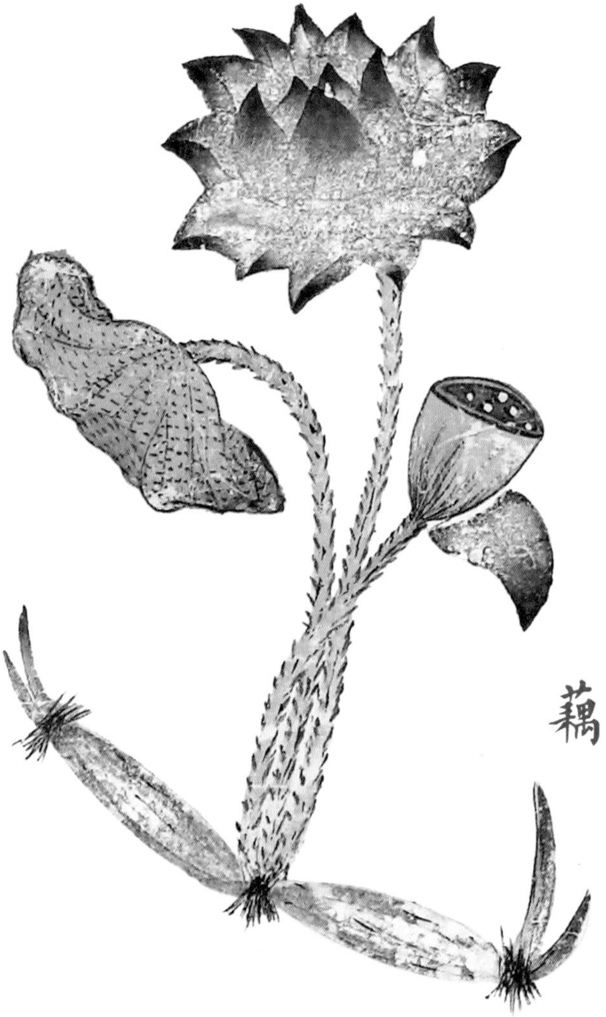
藕

处暑

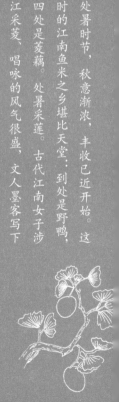

处暑时节，秋意渐浓，丰收已近开始。这时的江南鱼米之乡堪比天堂：到处是野鸭，四处是菱藕。处暑采莲。古代江南女子涉江采菱、唱咏的风气很盛，文人墨客写下了许多诗词歌赋，李白《秋浦歌》中写道『郎听采菱女，一道夜歌归』。处暑的节气厨房菜是莲藕鲫鱼汤。

藕

卷二。果类

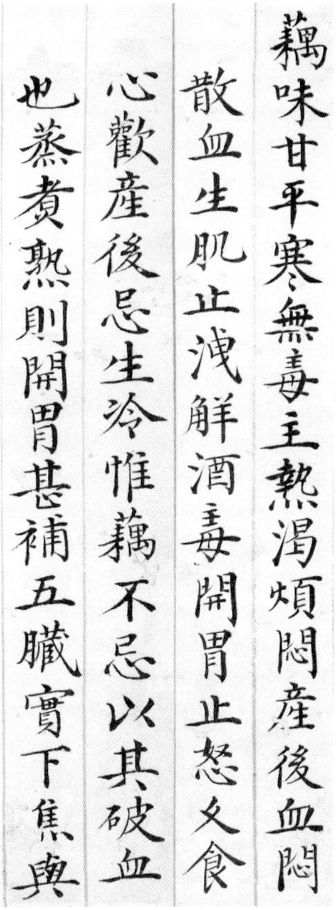

藕味甘平寒無毒主熱渴煩悶産後血悶散血生肌止洩解酒毒開胃止怒久食心歡産後忌生冷惟藕不忌以其破血也蒸煮熟則開胃甚補五臟實下焦與

藕，味甘，平，寒，无毒。主热渴烦闷，产后血闷，散血生肌，止泻，解酒毒，开胃，止怒，久食心欢。产后忌生冷，惟藕不忌，以其破血也。蒸煮熟则开胃，甚补五脏，实下焦。与蜜同食，令腹脏肥，不生虫。白莲者尤佳。

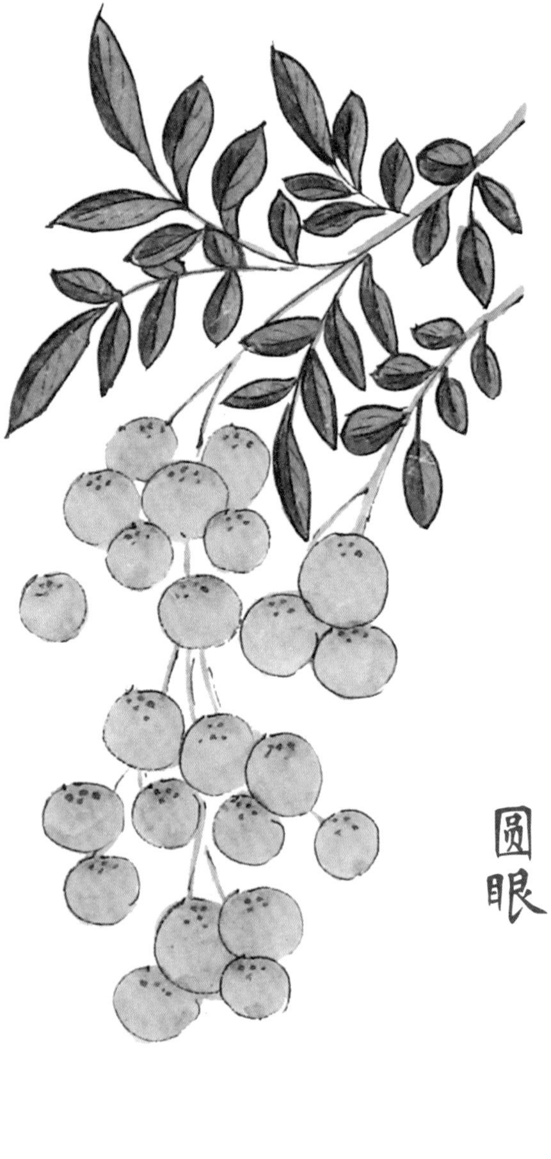
圆眼

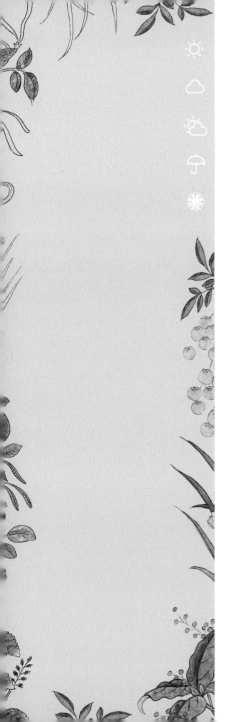

第一候 鹰乃祭鸟

处暑

独立寒秋，湘江北去，橘子洲头。
看万山红遍，层林尽染；
漫江碧透，百舸争流。
鹰击长空，鱼翔浅底，万类霜天竞自由。
——毛泽东《沁园春·长沙》

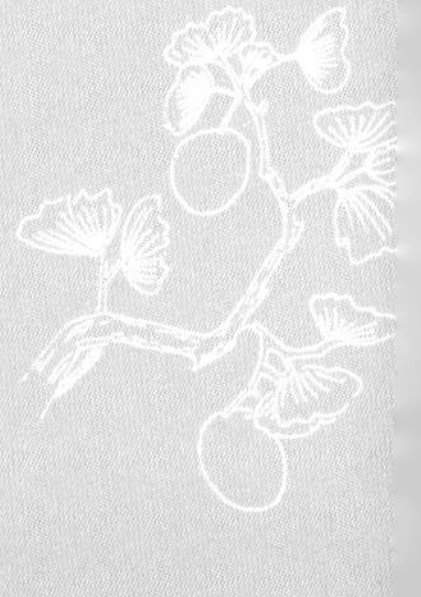

圆眼

卷二。果类

圆眼味甘平無毒主五臟邪氣安志壓食
故醫方歸脾湯用之除蠱毒久服輕身
不老通神明一名益智閩中出者味勝
生食不及荔枝故曰荔奴

圆眼，味甘，平，无毒。主五脏邪气，安志，压食。故医方归脾汤用之。除蛊毒，久服轻身不老，通神明。一名益智。闽中出者味胜，生食不及荔枝，故曰荔奴。

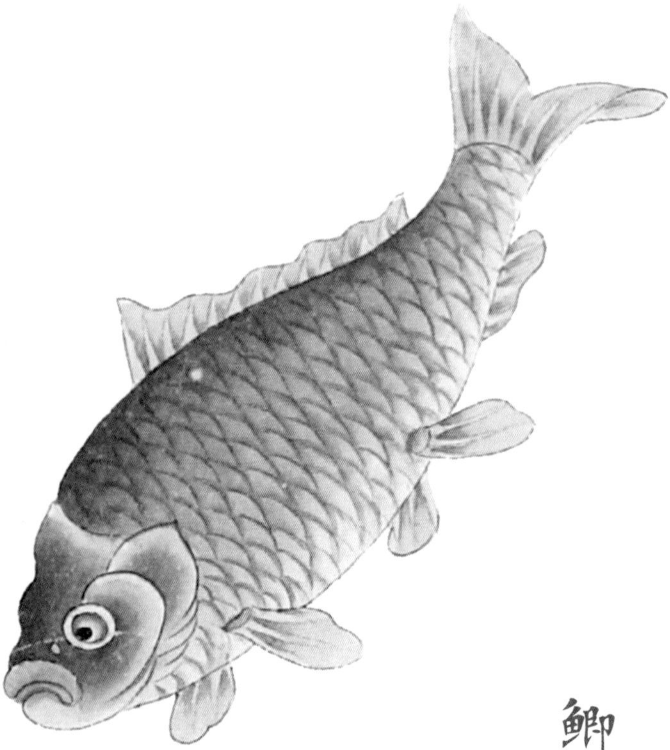

鲫鱼

天地始肃

第二候 处暑

昔看黄菊与君别，今听玄蝉我却回。
五夜飕飗枕前觉，一年颜状镜中来。
马思边草拳毛动，雕眄青云睡眼开。
天地肃清堪四望，为君扶病上高台。
——[唐]刘禹锡《始闻秋风》

鲫鱼

卷四 · 鱼类

鯽魚味甘溫無毒主諸惡瘡燒以醬汁和塗之或取猪脂煎用又主腸癰合蓴作羹主胃弱不下食調中下氣補虛作膾主腸澼水穀不調及赤白久痢又釀白

鲫鱼，味甘，温，无毒。主诸恶疮，烧以酱汁和涂之，或取猪脂煎用。又主肠痈。合莼作羹，主胃弱不下食，调中下气补虚。作脍，主肠澼（澼），水谷不调，及赤白久痢。又酿白矾烧灰，治肠风血痢。

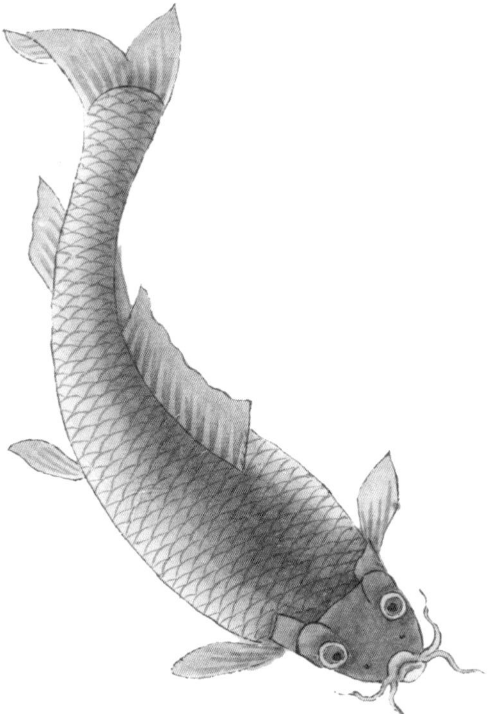

鲤鱼

处暑

第三候

禾乃登

入门闻号啕，幼子饥已卒。
吾宁舍一哀，里巷亦呜咽。
所愧为人父，无食致夭折。
岂知秋禾登，贫窭有仓卒。
——［唐］杜甫
《自京赴奉先县咏怀五百字》

鲤鱼

卷四。鱼类

鯉魚味甘寒無毒肉燒灰治欬逆氣喘煮食之療水腫脚滿下氣女子安胎治懷姙身腫又天行病後與原有癥疾人皆不可食肉忌葵菜子忌猪肝同食俱害

鲤鱼，味甘，寒，无毒。肉烧灰治咳逆气喘。煮食之，疗水肿脚满，下气，女子安胎，治怀妊身肿。又天行病后与原有症疾人，皆不可食肉。忌葵菜籽，忌猪肝，同食俱害人。

冬瓜

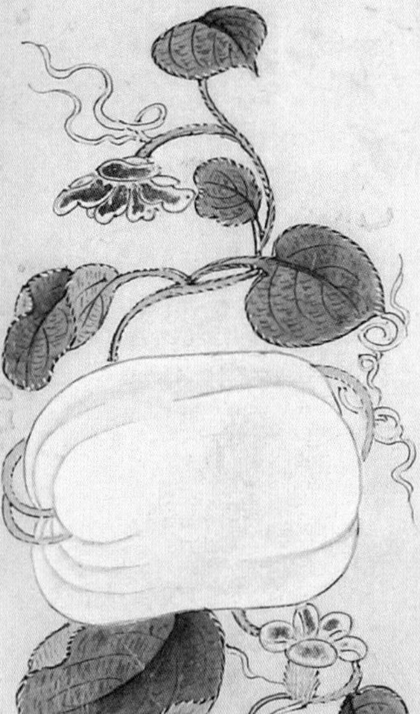

冬瓜味甘微寒主除小腹水脹利小便止渴益氣耐老除滿去頭面熱熱者食之佳冷者食之瘦又煉五臟以其下氣也欲輕健者食之欲肥胖者勿食丹溪云

冬瓜

◎养生疗疾功效

除小腹水胀、利小便、止渴、益气。

◎古籍原文翻译

冬瓜味甘，微寒。可除小腹水肿胀满，利小便，止渴，益气。热性体质的人更适合吃冬瓜，寒性体质的人吃冬瓜会消瘦。想要减肥的人可以吃冬瓜。背部化脓性感染，可以将冬瓜切成片放在疮口，可逐渐解热毒。

◎中医名词注解

小腹水胀：小腹因水邪不得宣泄而胀满。

背痈：背部较深的痈疮。

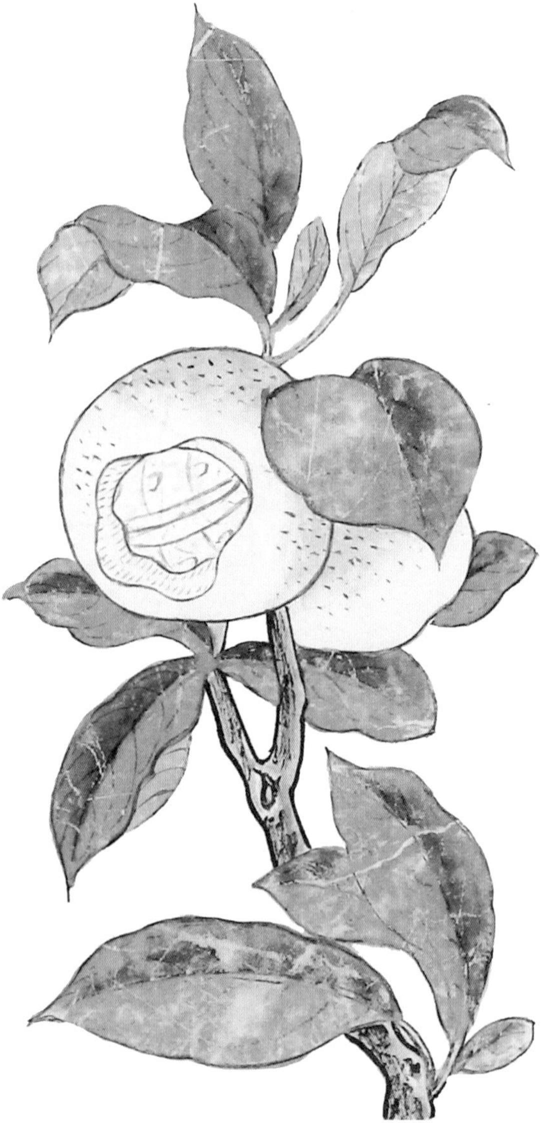

胡桃

白露

白露节，一年中最后一次采茶的时节。白露茶，就是白露时节采摘的茶叶。在白露节早晨，古人收集草木上的露水，用之煮茶。《食物本草》：『繁露水，是秋露繁浓时水也。作盘以收之，煎令稠，食之延年不饥。』

白露的节气厨房菜是琥珀桃仁。

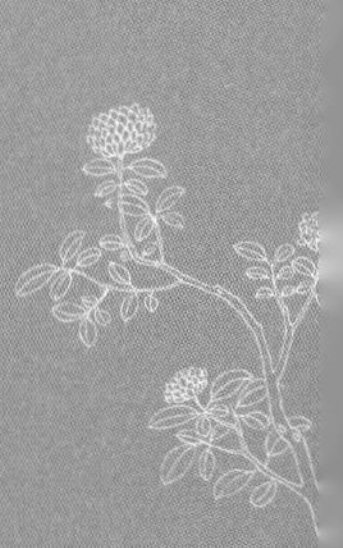

胡桃

卷二。果类

胡桃味甘平氣温無毒食之令人肥健潤肌黑髮補下元亦用之多食利小便動風生痰助腎火又云去五痔通血脉食酸齒齼者細嚼解之丹溪云屬土而有

胡桃，味甘，平，气温，无毒。食之令人肥健，润肌，黑发。补下元亦用之。多食利小便，动风生痰，助肾火。又云：去五痔，通血脉。食酸齿齼者，细嚼解之。丹溪云：属土而有火，性热。

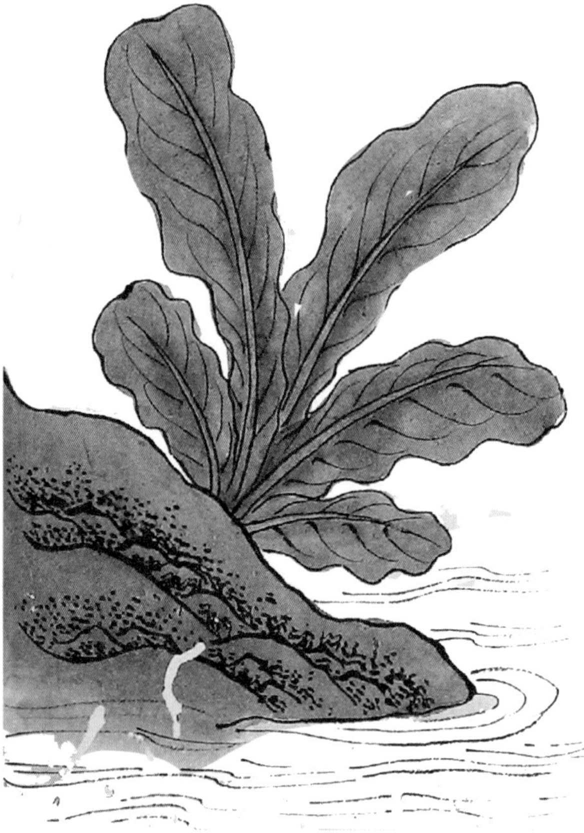

紫菜

白露

第一候 鸿雁来

红藕香残玉簟秋。轻解罗裳，独上兰舟。云中谁寄锦书来。雁字回时，月满西楼。

——［宋］李清照

《一剪梅·红藕香残玉簟秋》

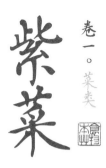

紫菜

卷一。菜类

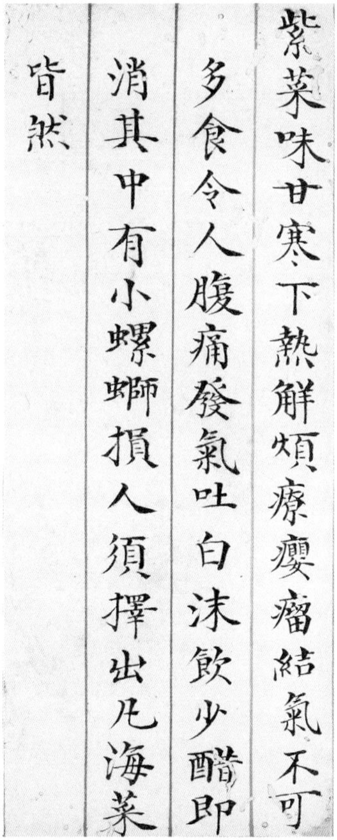
紫菜味甘寒下熱解煩療癭瘤結氣不可
多食令人腹痛發氣吐白沫飲少醋即
消其中有小螺螄損人須擇出凡海菜
皆然

紫菜，味甘，寒。下热解烦，疗瘿瘤结气。不可多食，令人腹痛，发气，吐白沫，饮少醋即消。其中有小螺蛳，损人，须择出。凡海菜皆然。

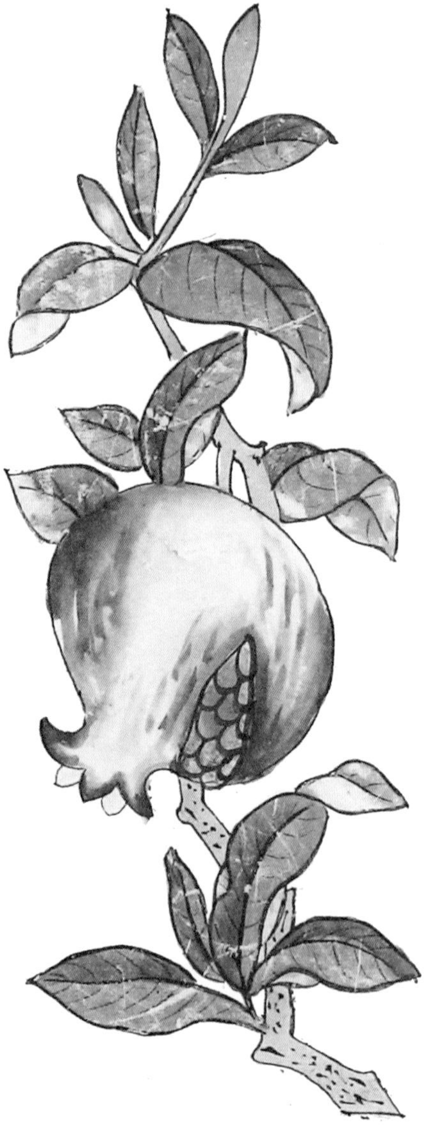

石榴

第二候 元鸟归

白露

千家山郭静朝晖，日日江楼坐翠微。
信宿渔人还泛泛，清秋燕子故飞飞。
——［唐］杜甫《秋兴八首》

石榴

卷二。果类

石榴味甘酸無毒主療咽燥渴多食損人
肺齒令黑酸者止痢澁腸漏精甜者理
乳壓丹石毒有子白而大者名水精榴
味甘美丹溪曰榴者留也味酸性滯戀

石榴，味甘酸，无毒。主疗咽燥渴，多食损人肺，齿令黑。酸者止痢涩肠漏精，甜者理乳，压丹石毒。有子白而大者，名水精（晶）榴，味甘美。丹溪曰：榴者，留也。味酸性滞，恋膈成痰。

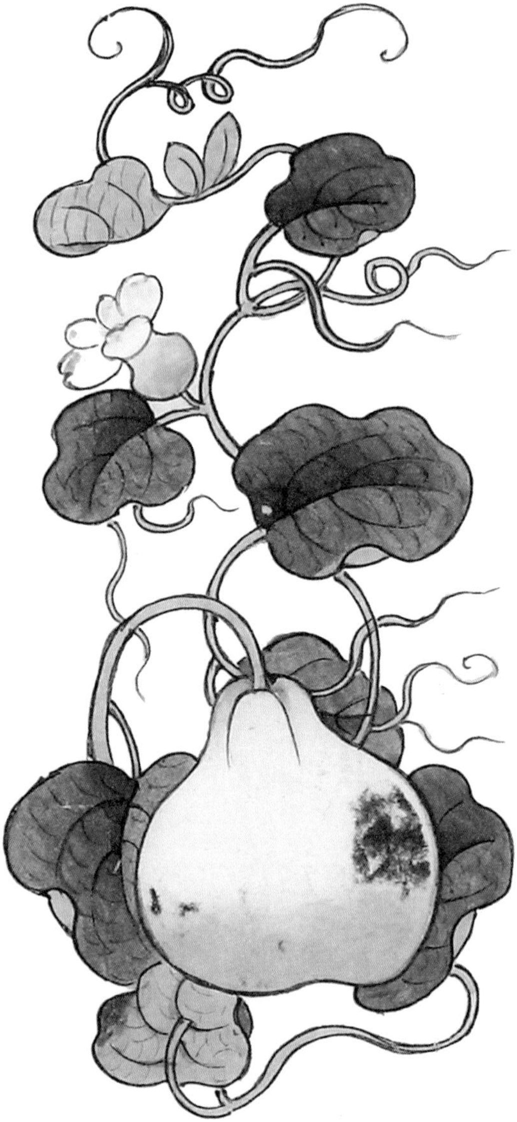

葫芦

第三候 群鸟养羞

白露

蒹葭苍苍，白露为霜。
所谓伊人，在水一方。
——［先秦］《诗经·秦风·蒹葭》

葫芦

卷一。菜类

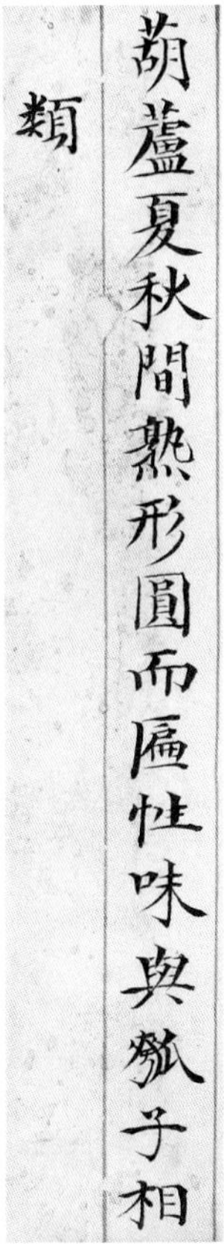
葫蘆夏秋間熟形圓而匾性味與瓠子相類

葫芦，夏秋间熟，形圆而扁，性味与瓠子同类。

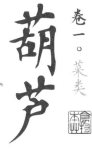

芥辣芥菜子研之作醬香辛通五臟歸鼻眼又可藏冬瓜

茴香

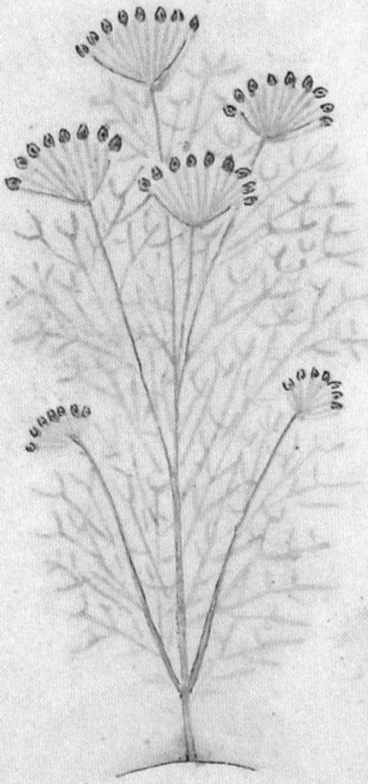

茴香味辛平無毒主破一切臭氣開胃下氣止嘔吐霍亂調中止痛主腳氣膀胱

茴香

◎养生疗疾功效

破一切臭气，开胃下气。

◎古籍原文翻译

茴香，味辛，性平，无毒。主治体内一切臭气，有利于胃气下降，使人停止上吐下泻，调理中焦脾胃而止痛，也主治脚气，膀胱中的凉气、胀痛或连及阴部和髀部，甚至疼痛至小腹不可忍受，肾劳颓疝和严重的肿毒疼痛也可以治愈。

◎中医名词注解

调中止痛：调理中焦脾胃而止痛。脚气：指寒湿外侵，经脉气血不和所致的双脚软弱无力之病症。

连阴髀：（疼痛的感觉）连及股前部，髋关节处，甚至前阴部。

肾劳颓疝：肾脏过劳，寒湿下注引起的阴囊肿大。

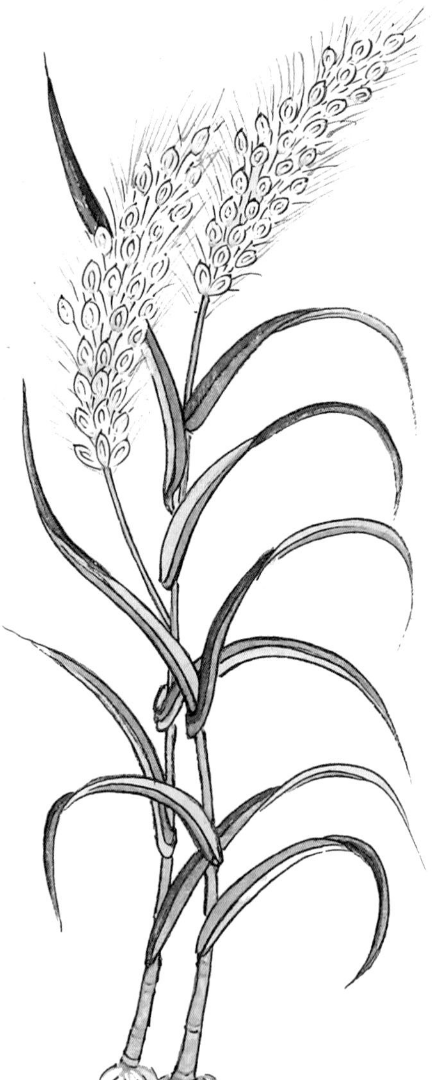

香稻米

秋分

秋分时节，天高云淡，丹桂飘香，五谷丰登，春华秋实。人们有收获之喜，别离之悲。王勃《滕王阁序》是描写秋天景色的千古名篇；苏轼《水调歌头》是描写中秋佳节的千古名篇。秋分的节气厨房菜是粉蒸牛肉。

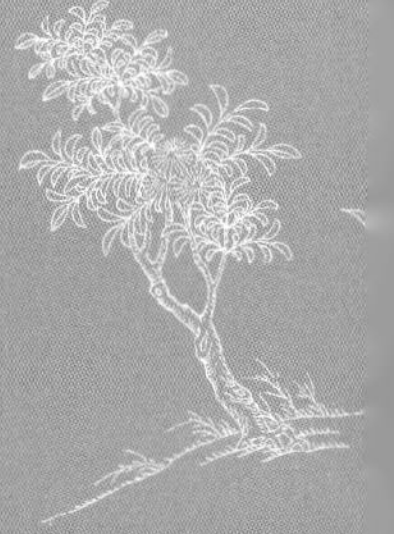

卷一。谷类

香稻米

香稻米味甘軟其氣甜香可愛有紅白二種又有一類紅長者三粒僅一寸許比他穀晚收開胃益中滑澁補精但人不常食亦不多種也

香稻米，味甘，软，其气甜香可爱。有红白二种。又有一类红长者，三粒仅一寸许，比他谷晚收。开胃益中，滑涩补精。但人不常食，亦不多种也。

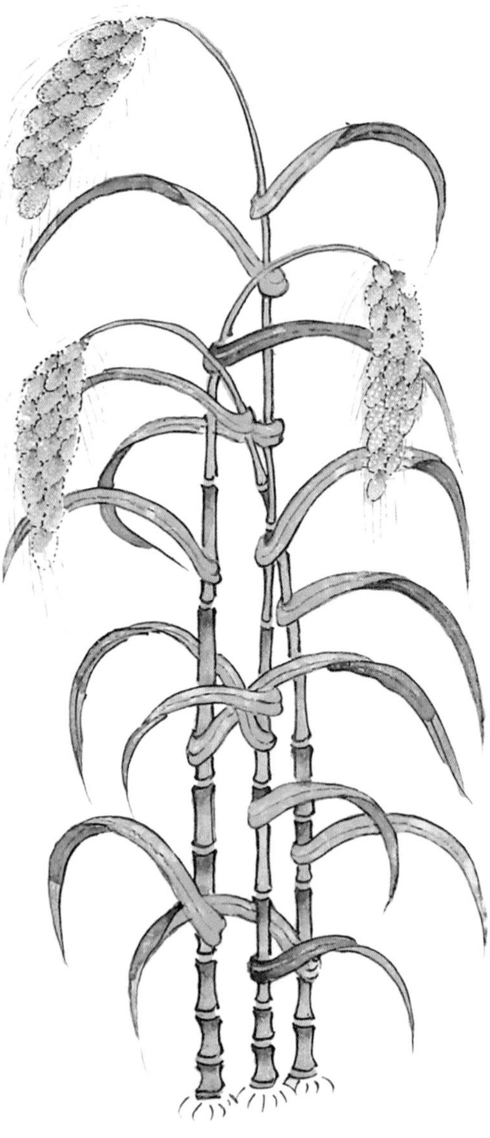

黄粱米

秋分

第一候 雷始收声

天公仁慈万物祖，阴惨阳舒时不误。
年年秋半雷收声，何乃致此非常怒。
——［明］陶安《十月初六日夜作》

黄粱米

卷一。谷类

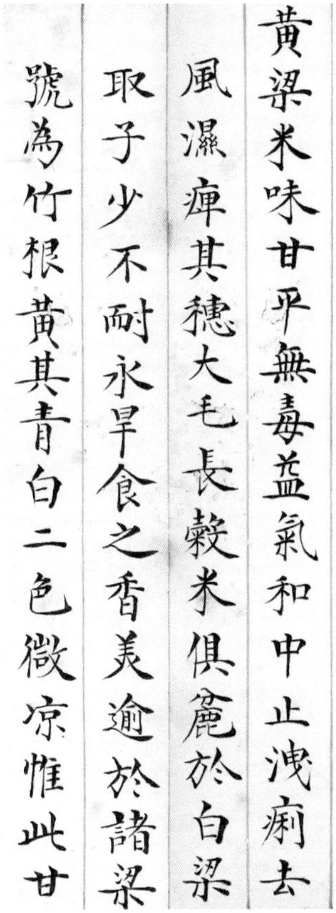
黄粱米味甘平無毒益氣和中止洩痢去
風濕痺其穗大毛長穀米俱麄於白粱
取子少不耐永旱食之香美逾於諸粱
號為竹根黄其青白二色微凉惟此甘

黄粱米，味甘，平，无毒。益气和中，止泄痢，去风湿痹。其穗大毛长，谷米俱粗于白粱，取子少，不耐永（水）旱。食之香美，逾于诸粱，号为竹根黄。其青、白二色，微凉，惟此甘平，岂非得中和之正气多邪？

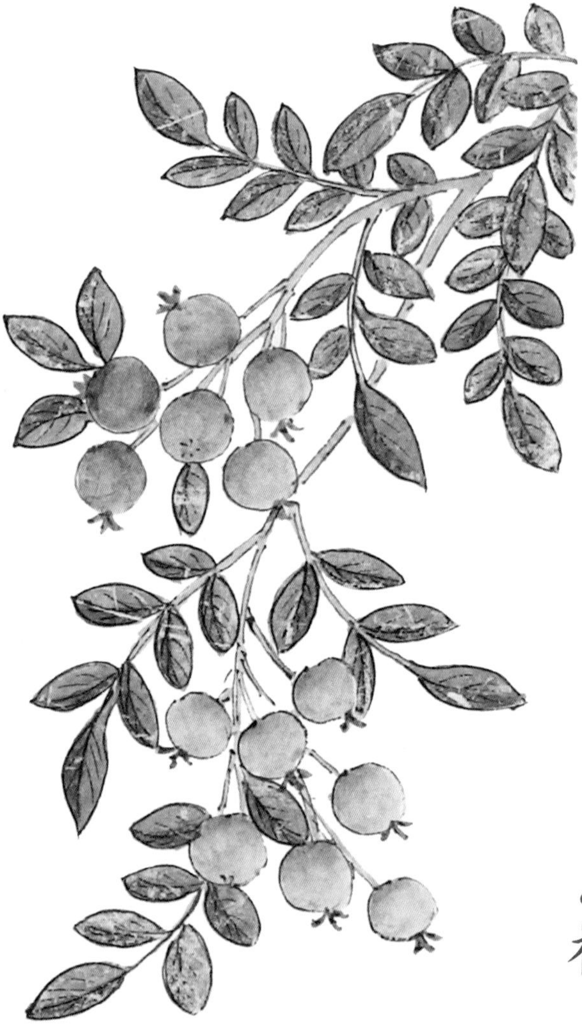

山楂

秋分

第二候

蛰虫坯户

今年秋气早，木落不待黄。
蟋蟀当在宇，遽已近我床。
——［宋］陆游《秋分后顿凄冷有感》

山楂

卷二。果类

山查味酸無毒健脾消食去積行結氣催瘡痛治兒枕痛濃煎汁入沙糖調服主效小兒食之更宜

山查（楂），味酸，无毒。健脾消食，去积，行结气，催疮痛。治儿枕痛，浓煎汁入沙（砂）糖调服，主效。小儿食之更宜。

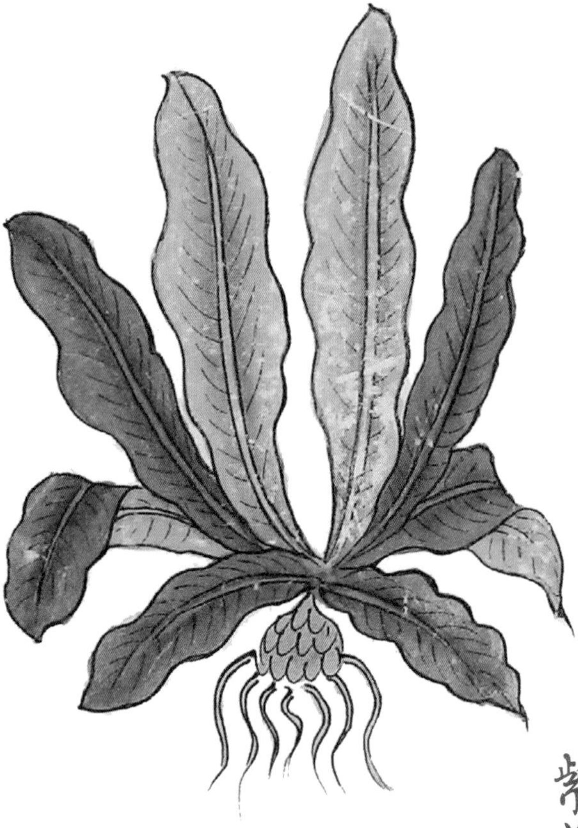

紫菀

第三候 水始涸

秋分

但惜秋水涸，木石艰航桴。
决流溉旱干，敢怨工作纤。
山居日无事，诸子奉肩舆。
弄漪坐山光，往往归忘晡。

——［清］陈曾寿《三台山山居杂诗 其二》

紫菀

卷一○菜类

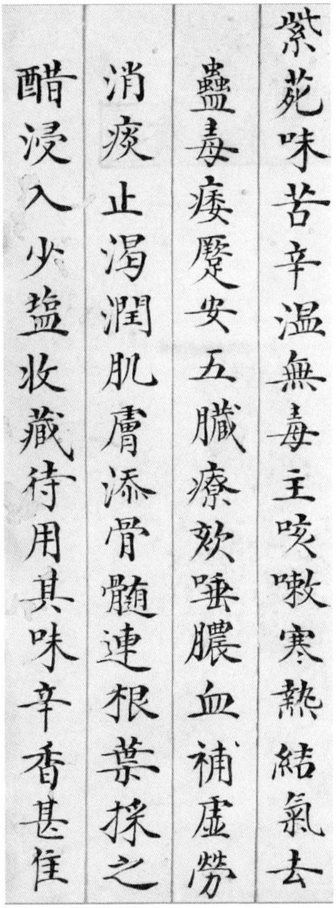

紫菀味苦辛温無毒主咳嗽寒熱結氣去
蠱毒痿蹷安五臟療欬唾膿血補虛勞
消痰止渴潤肌膚添骨髓連根葉採之
醋浸入少鹽收藏待用其味辛香甚佳

紫菀（菀），味苦辛，温，无毒。主咳嗽，寒热结气，去蛊毒痿蹶，安五脏，疗咳唾脓血，补虚劳，消痰止渴，润肌肤，添骨髓。连根叶采之，醋浸，入少盐，收藏待用。其味辛香甚佳，号名仙菜，性怕盐多，则腐也。

冷氣腫痛或連陰髀引入小腹不可忍
腎勞癩疝及惡毒腫痛

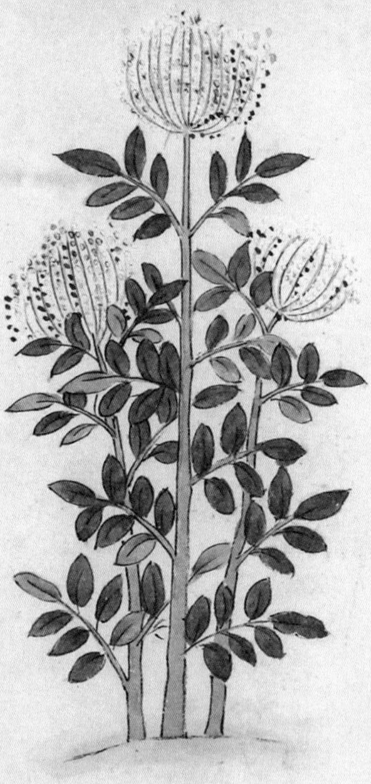

蒔蘿辛温殺魚肉毒健脾腹冷食不消霍
逆腎氣小兒脹

莳萝

◎养生疗疾功效

杀鱼肉毒，健脾胃，治腹冷、食物不消化。

◎古籍原文翻译

莳萝，味辛，性温，能减少鱼肉中的毒素，健脾胃，治腹冷、食物不消化、霍逆、肾气、小儿腹胀等症状。

◎中医名词注解

霍逆：霍乱呕逆，指脾胃运化机能失常引起的严重吐泻之症。

肾气：此处指温肾散寒的作用。

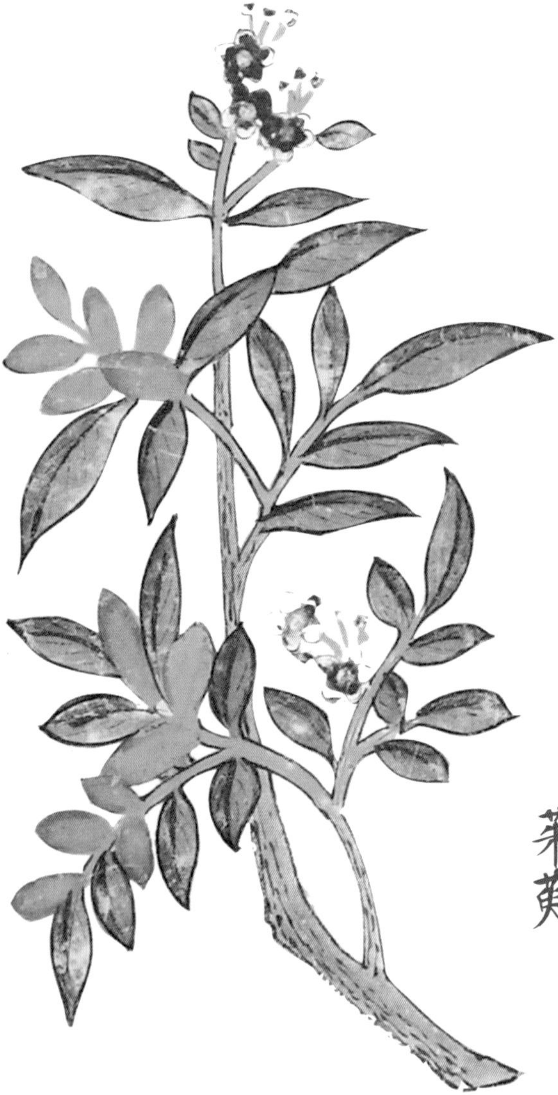

茱萸

寒露

寒露时节逢重阳。重阳节，农历九月初九日，民间有登高祈福、秋游赏菊、佩插茱萸、拜神祭祖、饮宴求寿等习俗。中国名著小说《红楼梦》第三十七回，『秋爽斋偶结海棠社、蘅芜苑夜拟菊花题』，就有描写贾府过重阳吃蟹、作诗的欢乐场面。寒露的节气厨房菜是清蒸螃蟹。

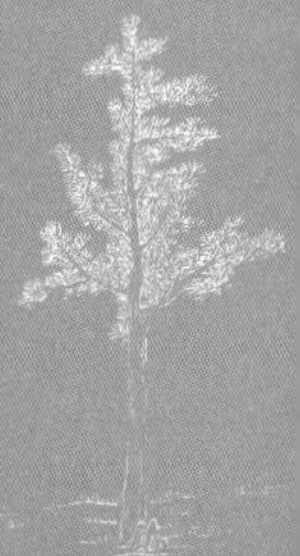

茱萸

卷二。果类

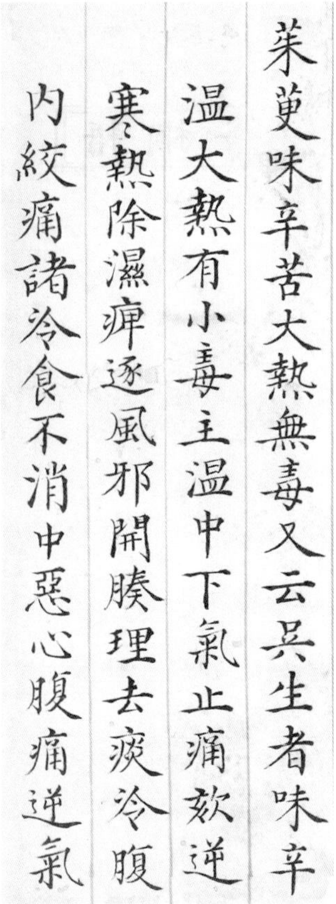

茱萸味辛苦大熱無毒又云吴生者味辛
温大熱有小毒主温中下氣止痛欬逆
寒熱除濕痹逐風邪開腠理去痰冷腹
内絞痛諸冷食不消中惡心腹痛逆氣

茱萸，味辛苦，大热，无毒。又云：吴生者，味辛，温，大热，有小毒。主温中下气，止痛，咳逆，寒热，除湿痹，逐风邪，开腠理，去痰冷，腹内绞痛，诸冷食不消，中恶，心腹痛，逆气，利五脏。

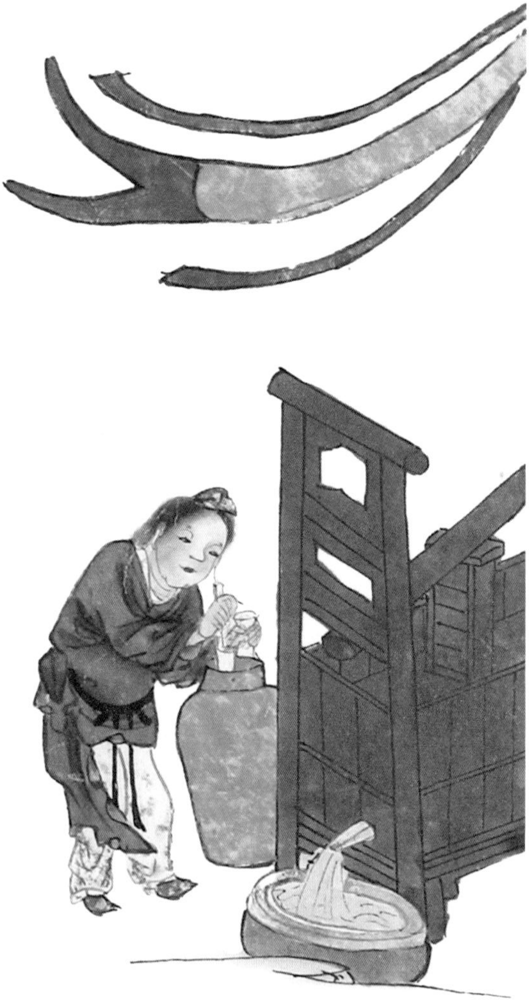

酒

酒

卷四。味类

酒大熱有毒主行藥勢殺百邪惡毒氣行諸經而不止通血脉厚腸胃禦風寒霧氣養脾扶肝味辛者能散為導引可以通行一、之表至極高之分苦者能下

酒，大热，有毒。主行药势，杀百邪恶毒气，行诸经而不止，通血脉，厚肠胃，御风寒雾气，养脾扶肝。味辛者能散，为导引，可以通行一□（身）之表至极高之分。苦者能下，甘者居中而缓，淡者利小便又速泻。

寒露

第一候 鸿雁来宾

木末赛芙蓉，持赠长相忆。
鸿雁几时来，仰对西风立。
——［清］尤侗《暮怀寄卿谋》

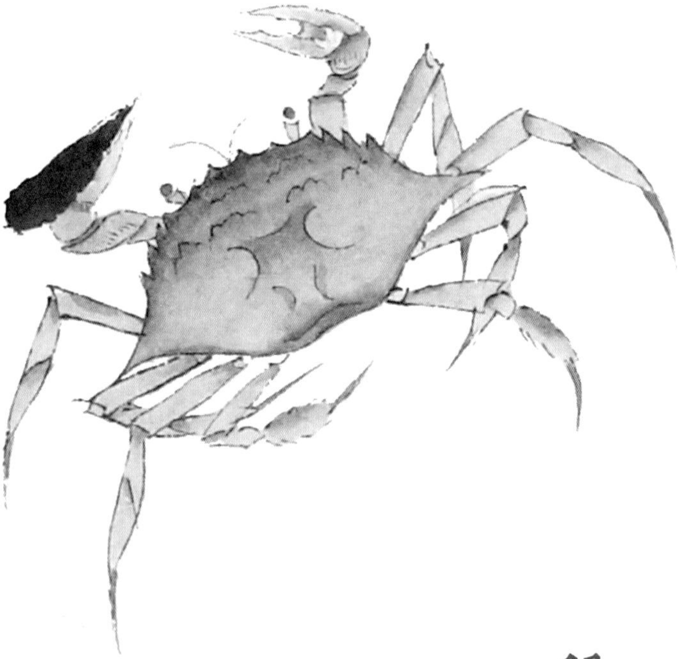

蟹类

寒露

第二候

雀入大水为蛤

落霞与孤鹜齐飞，秋水共长天一色。渔舟唱晚，响穷彭蠡之滨，雁阵惊寒，声断衡阳之浦。

——［唐］王勃《滕王阁序》

卷四。鱼类

蟹类

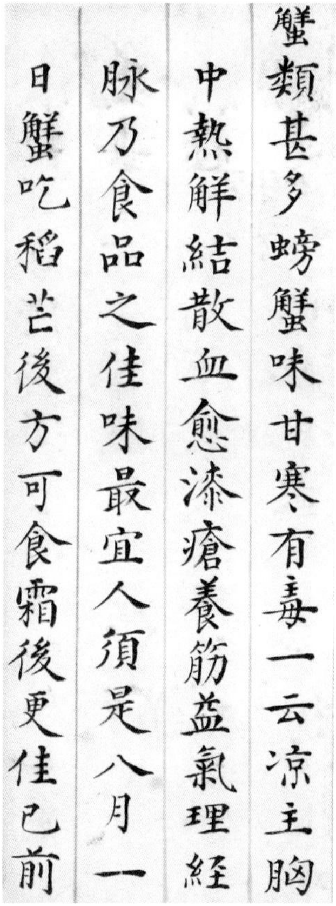
蟹類甚多螃蟹味甘寒有毒一云凉主胸中熱解結散血愈漆瘡養筋益氣理經脉乃食品之佳味最宜人須是八月一日蟹吃稻芒後方可食霜後更佳已前

蟹类，甚多。螃蟹，味甘，寒，有毒。一云：凉。主胸中热，解结散血，愈漆疮，养筋益气，理经脉，乃食品之佳味，最宜人。须是八月一日，蟹吃稻芒后，方可食，霜后更佳。已前食之有毒。

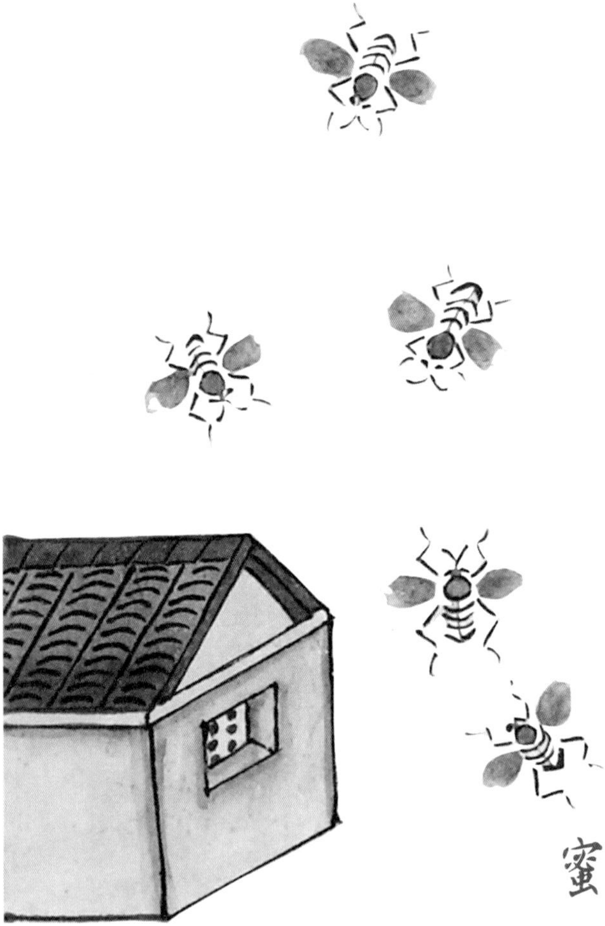
蜜

蜜

卷四。味类

蜜味甘平無毒微温主心腹邪氣安五臟
益氣補中止痛解毒除衆疾和百藥養
脾氣明耳目除心腹煩飲食不下腸澼肌
痛口瘡有出崕石上者樹木上者土中

蜜，味甘，平，无毒，微温。主心腹邪气，安五脏，益气补中，止痛解毒，除众疾，和百药，养脾气，明耳目，除心腹烦，饮食不下，肠澼，肌痛，口疮。有出崖石上者、树木上者、土中者、人养者，皆随地土人事，所出不同，诸家辩论未的。

寒露

第三候

菊有黄华

鲜鲜细菊霜前蕊，漠漠疏桐日下阴。
浊酒一杯秋满眼，可怜同意不同斟。
——［宋］王安石《酬裴如晦》

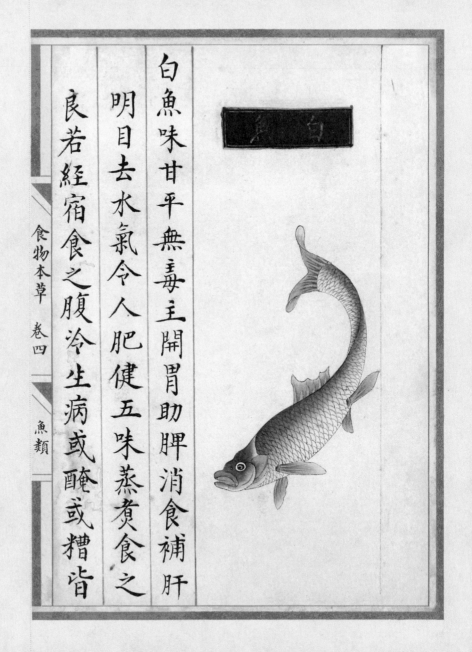

白魚

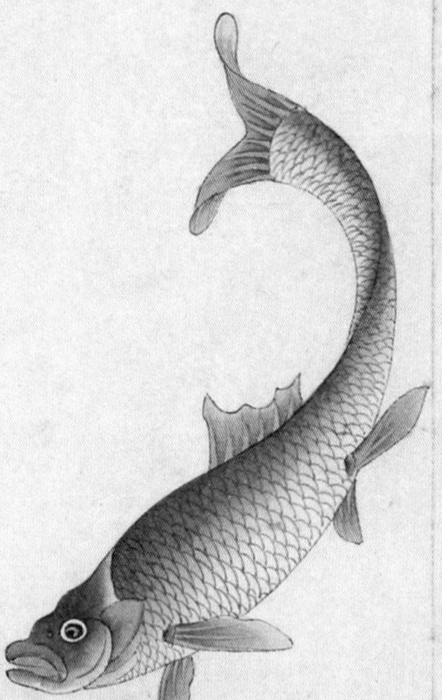

白魚味甘平無毒主開胃助脾消食補肝明目去水氣令人肥健五味蒸煮食之良若經宿食之腹冷生病或醃或糟皆

白鱼

◎养生疗疾功效

主开胃、助脾消食、补肝明目。

◎古籍原文翻译

白鱼，味甘，性平，无毒。主要作用能开胃，助脾脏运化，消食，补肝，明目，去除水气，令人身体强壮健康。用五味调料蒸或者煮着吃最好。如果过了一夜食用，则会造成腹部寒冷生病。可以腌制，也可以用酒或糟腌制，都可以食用。

◎中医名词注解

开胃：增强食欲。助脾消食：健脾助消化。

去水气：水气，是指体内水湿之气导致水肿，应以醒脾开胃、健脾利湿为治。

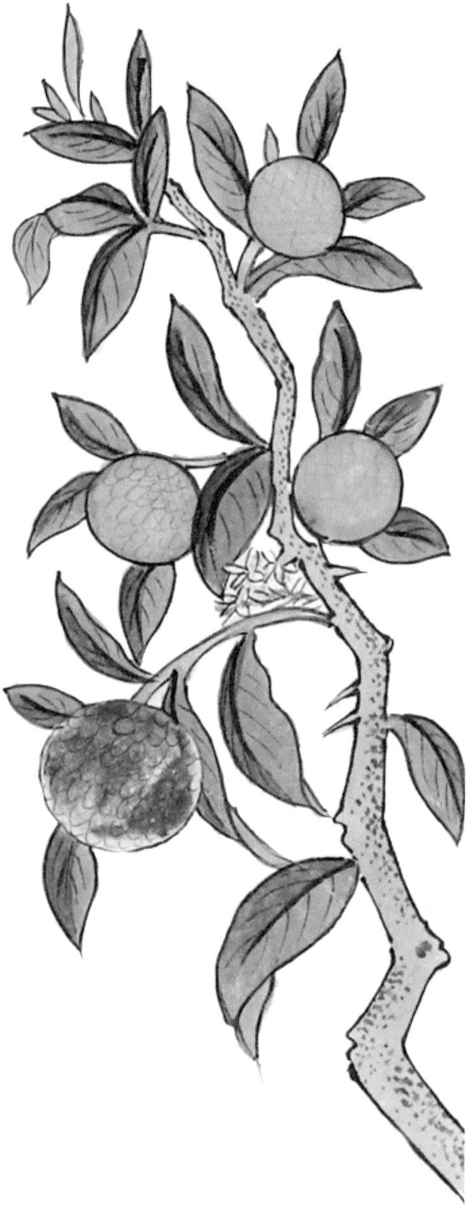

橘

霜降

霜降是秋季的最后一个节气。《清嘉录》记载：『吴地稻田收割，皆以霜降为准。』霜降以后，百花唯菊盛。秋季，民间有『贴秋膘』的养生习俗，食材上『去苦尽，求甘甜』。霜降的节气厨房菜是柿子布丁。

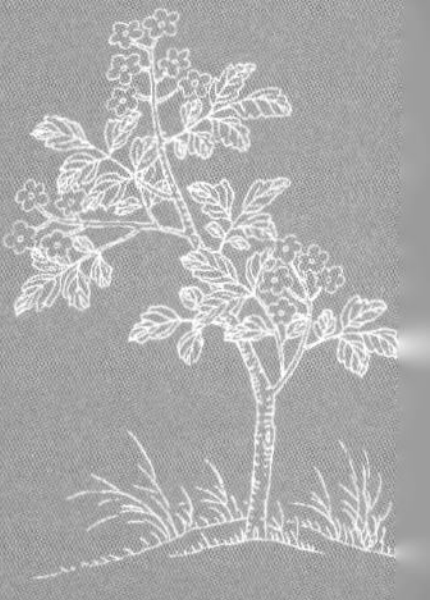

橘

卷二。果类

橘味辛苦溫無毒主胸中瘕熱逆氣利水穀除膈間痰導滯氣止嘔欬吐逆霍亂洩瀉久服去臭下氣通神去寸白理肺氣脾胃降痰消食青橘葉導胸脇逆氣

橘，味辛苦，温，无毒。主胸中瘕热逆气，利水谷，除膈间痰，导滞气，止呕咳吐逆，霍乱泄泻。久服去臭，下气，通神，去寸白，理肺气脾胃，降痰消食。青橘叶，导胸胁逆气，行肝气，乳肿痛及胁痛，药中用之以行经。

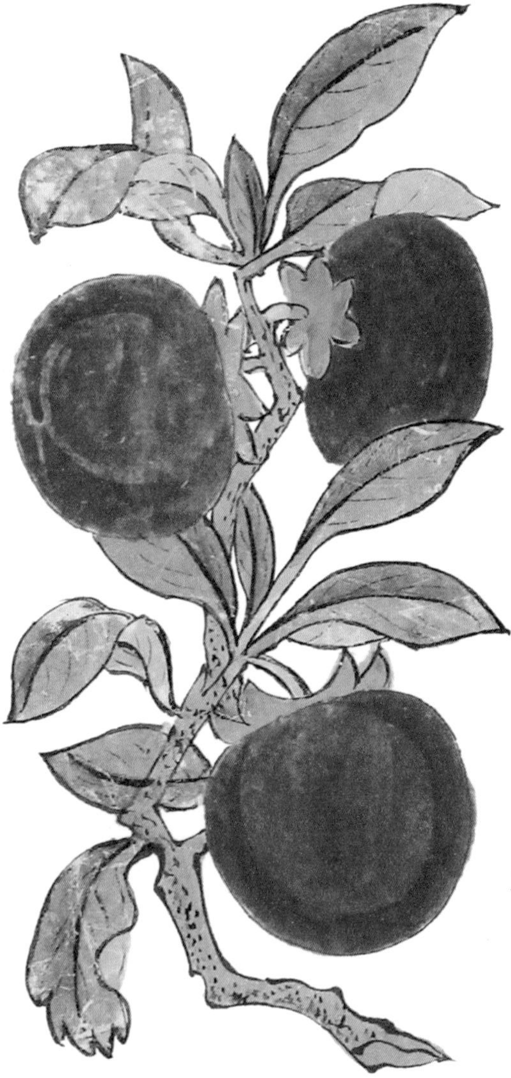

柿

霜降

第一候

豺乃祭兽

芳与泽其杂糅兮，孰申旦而别之？
何芳草之早夭兮，微霜降而下戒。
——［先秦］屈原《九章》

柿

卷二。果类

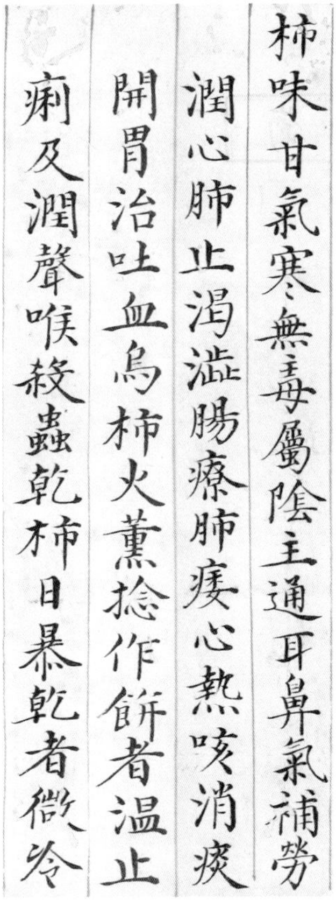

柿味甘氣寒無毒屬陰主通耳鼻氣補勞
潤心肺止渴澁腸療肺痿心熱咳消痰
開胃治吐血烏柿火薰捻作餅者温止
痢及潤聲喉殺蟲乾柿日暴乾者微冷

柿，味甘，气寒，无毒。属阴，主通耳鼻气，补劳，润心肺，止渴，涩肠，疗肺痿，心热咳，消痰开胃，治吐血。乌柿，火薰捻作饼者，温，止痢及润声喉，杀虫。干柿，日暴干者，微冷，厚肠胃，涩中健脾，润声喉，杀虫，多食去面皯及腹中宿血。

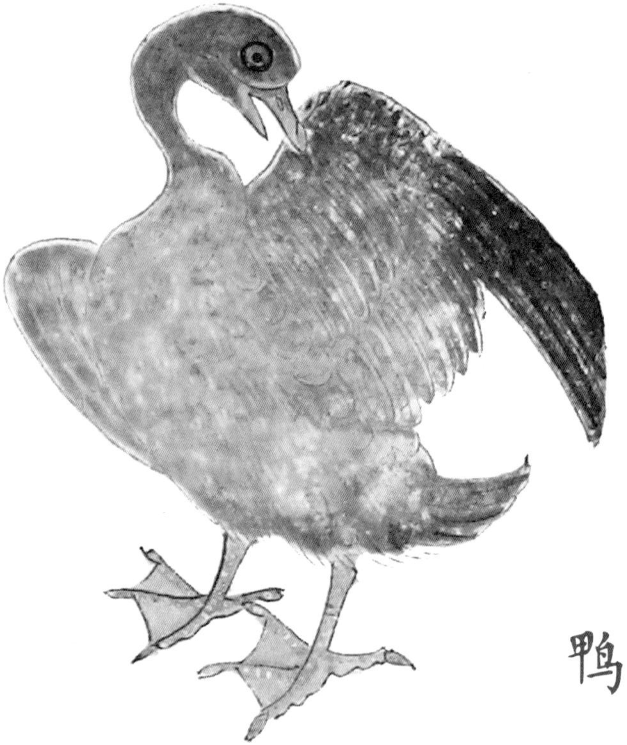
鸭

第二候 草木黄落

霜降

碧云天，黄花地，西风紧，北雁南飞。晓来谁染霜林醉？总是离人泪。

——［元］王实甫《长亭送别》

鸭

卷三。禽类

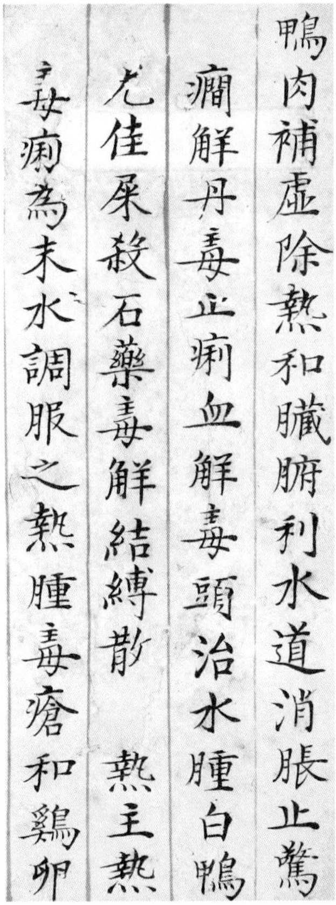

鴨肉補虛除熱和臟腑利水道消脹止驚
癇解丹毒止痢血解毒頭治水腫白鴨
尤佳屎殺石藥毒解結縛散　熱主熱
毒痢為末水調服之熱腫毒瘡和鷄卵

鸭，肉补虚，除热，和脏腑，利水道，消胀，止惊痫，解丹毒，止痢血，解毒。头，治水肿，白鸭尤佳。屎，杀石药毒，解结缚，散□（蓄）热，主热毒痢，为末，水调服之。热肿毒疮，和鸡卵白敷之，又敷蚰蜒咬疮良。

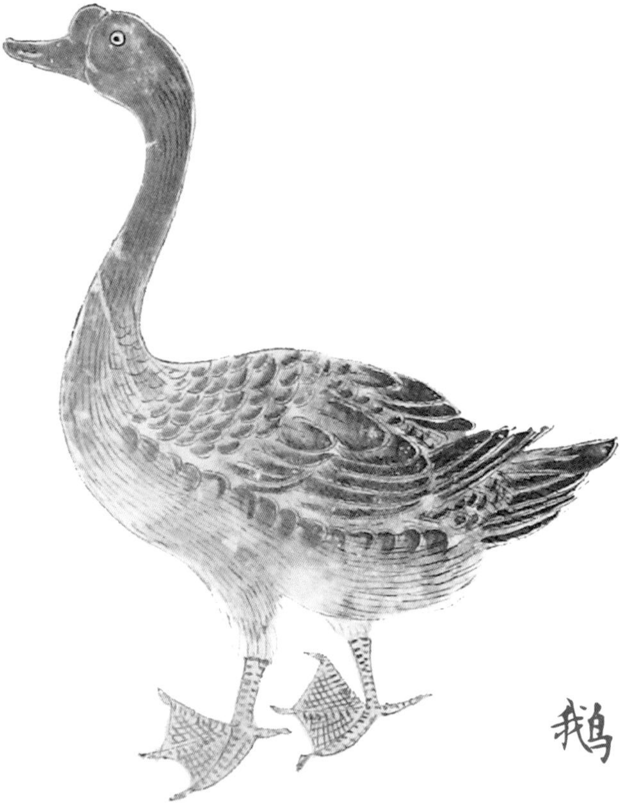

鹅

鹅

卷三。禽类

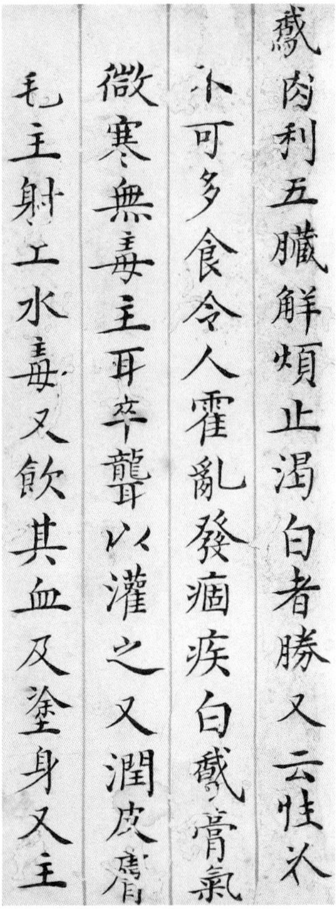
鵞肉利五臟解煩止渴白者勝又云性冷不可多食令人霍亂發瘧疾白鵞膏氣微寒無毒主耳卒聾以灌之又潤皮膚毛主射工水毒又飲其血及塗身又主

鹅，肉利五脏，解烦止渴，白者胜。又云：性冷，不可多食，令人霍乱，发痼疾。白鹅膏，气微寒，无毒。主耳卒聋，以灌之，又润皮肤。毛，主射工水毒。又饮其血及涂身，又主小儿惊痫极者。

霜降

第三候 蛰虫咸俯

闭门秋气深，霜虫伴书帷。
高轩御风至，我屋还有奇。
——［宋］罗公升《赠别詹厚斋》

食物本草　卷四　味類

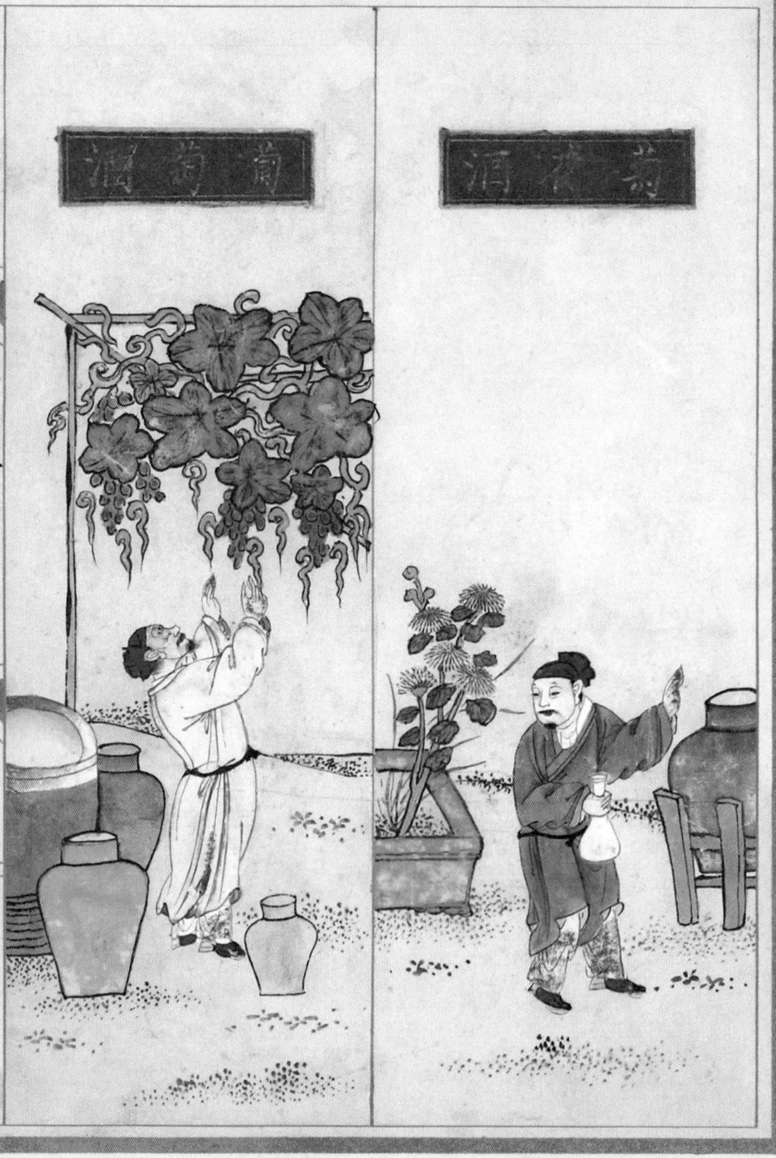

菊花酒

◎养生疗疾功效

清头风，明耳目，消百病。

◎古籍原文翻译

菊花酒，清除经久不愈的头痛，使人耳聪目明，祛除肢体痿软、筋脉弛缓、关节不利的症状，开胃健脾，暖阴起阳，可以祛除百病。

◎中医名词注解

清头风：肝阳上亢或痰浊上扰致清阳不升引起的经久不愈，部位不定、作止无常的头痛，而菊花能清肝明目，故可清头风。去痿痹：痿痹指肢体痿弱，筋脉弛缓的病症多由湿热之邪所致；痹，由风寒湿热等邪气引起肢体疼痛或麻木的病。肝主筋脉，菊花可清肝祛风清热，可治痿痹之症。暖阴起阳：温暖前阴，壮阳。

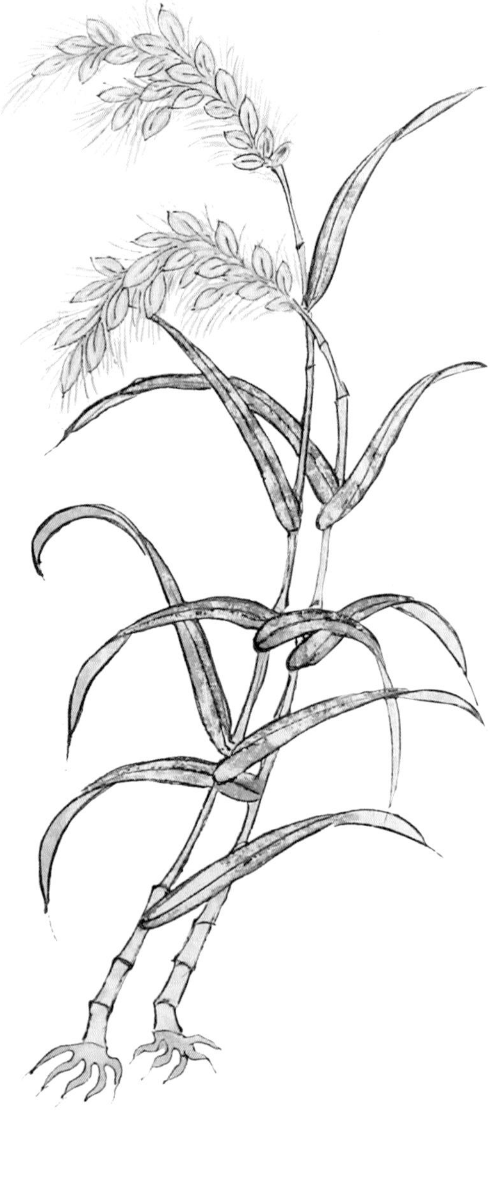

粳米

立冬

立冬是冬季的第一个节气，象征冬之始。立春、立夏、立秋、立冬，是二十四节气里面的『大』节气，古人对其怀有格外礼敬之心。《礼记》记载：『立冬三日，天子亲帅三公九卿大夫迎冬于北郊』。秋实冬藏，人们在寒冷的冬天安静学习、修行。

立冬的节气厨房菜是白果炖鸡。

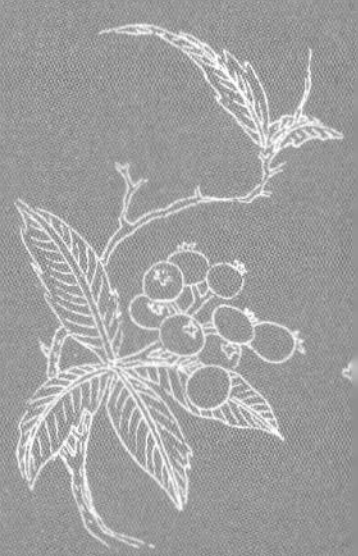

粳米

卷一。谷类

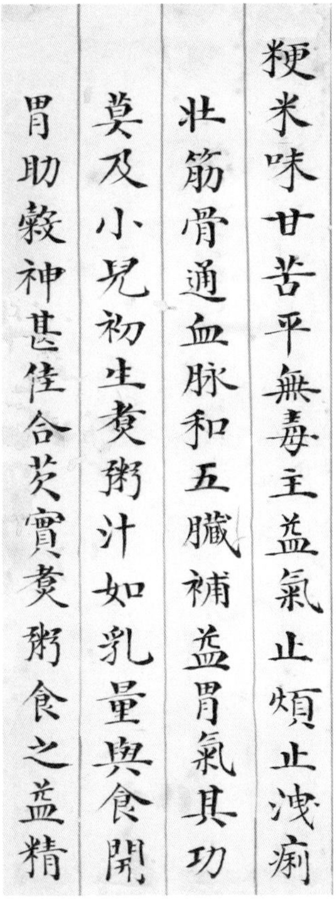
粳米味甘苦平無毒主益氣止煩止洩痢
壯筋骨通血脉和五臟補益胃氣其功
莫及小兒初生煑粥汁如乳量與食開
胃助穀神甚佳合芡實煑粥食之益精

粳米，味甘苦，平，无毒。主益气，止烦，止泄痢，壮筋骨，通血脉，和五脏，补益胃气，其功莫及。小儿初生，煮粥汁如乳，量与食，开胃助谷神，甚佳。合芡实煮粥食之，益精强志，耳目聪明。

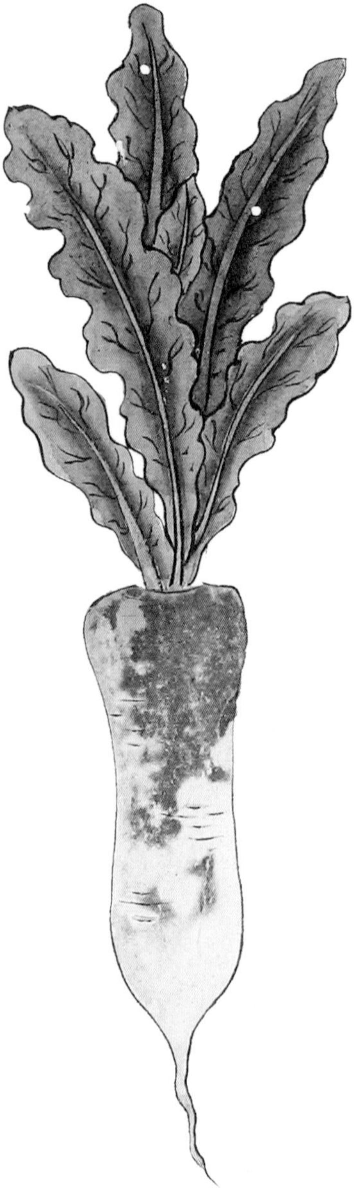

萝卜

第一候 水始冰

立冬

茂苑城如画，阊门瓦欲流。
还依水光殿，更起月华楼。
侵夜鸾开镜，迎冬雉献裘。
从臣皆半醉，天子正无愁。

——〔唐〕李商隐《陈后宫》

萝卜

卷一。菜类

食物本草

蘿蔔味甘溫平無毒散氣及炮煮食大下氣消穀去痰癖利關節鍊五臟惡氣治麪幷豆腐毒止咳嗽療肺痿吐血溫中補不足肥健人令膚肌白細生汁主消

萝卜，味甘，温平，无毒。散气，及炮煮食，大下气消谷，去痰癖，利关节，炼五脏恶气，治面并豆腐毒，止咳嗽，疗肺痿吐血，温中，补不足，肥健人，令肤肌白细。生汁，主消渴、噤口痢，大验。

甘蔗

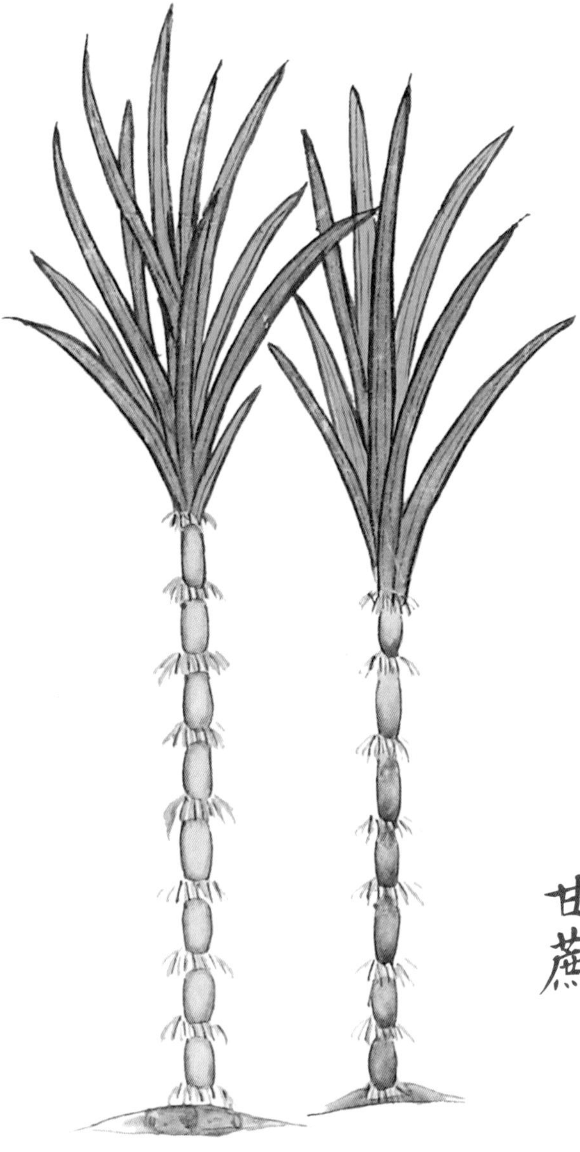

第二候

地始冻

立冬

丛林兮崟崟，株榛兮岳岳。
霜雪兮漼溰，冰冻兮洛泽。
东西兮南北，罔所兮归薄。
庇荫兮枯树，匍匐兮岩石。
——［东汉］王逸《九思》

甘蔗

卷二。果类

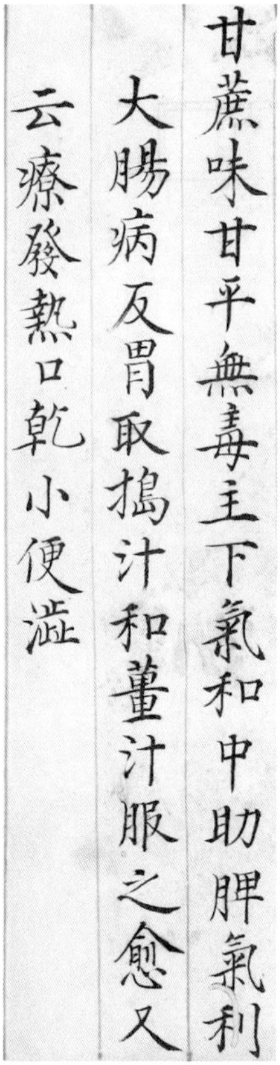

甘蔗味甘平無毒主下氣和中助脾氣利
大腸病反胃取搗汁和薑汁服之愈又
云療發熱口乾小便澁

甘蔗，味甘，平，无毒。主下气和中，助脾气，利大肠。病反胃，取捣汁和姜汁服之愈。又云：疗发热口干，小便涩。

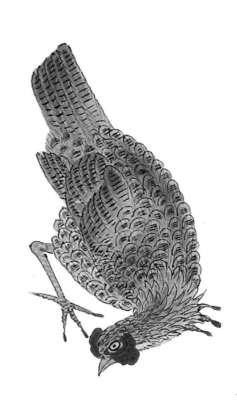

鸩

立冬

第三候

雉入大水为蜃

稚子金盆脱晓冰，彩丝穿取当银钲。
敲成玉磬穿林响，忽作玻璃碎地声。
——［宋］杨万里《稚子弄冰》

鸡

卷三。禽类

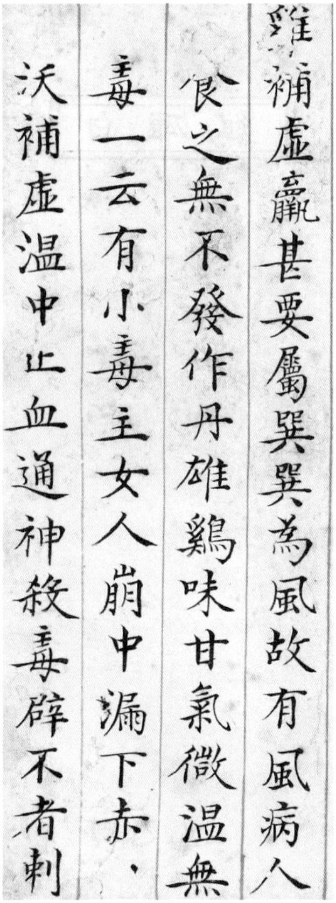
雞補虛羸甚要屬巽巽為風故有風病人
食之無不發作丹雄鷄味甘氣微温無
毒一云有小毒主女人崩中漏下赤、
沃補虛温中止血通神殺毒辟不者刺

鸡，补虚羸甚要。属巽，巽为风，故有风病人食之无不发作。丹雄鸡，味甘，气微温，无毒。一云：有小毒。主女人崩中漏下，赤（白）沃，补虚温中，止血通神，杀毒，辟不者（祥）。刺血，滴口，主乳难，疗白癜风诸疮。

香油冷無毒發冷疾滑骨髓發臟腑渴困
脾下三焦熱毒氣通大小腸殺五黃及

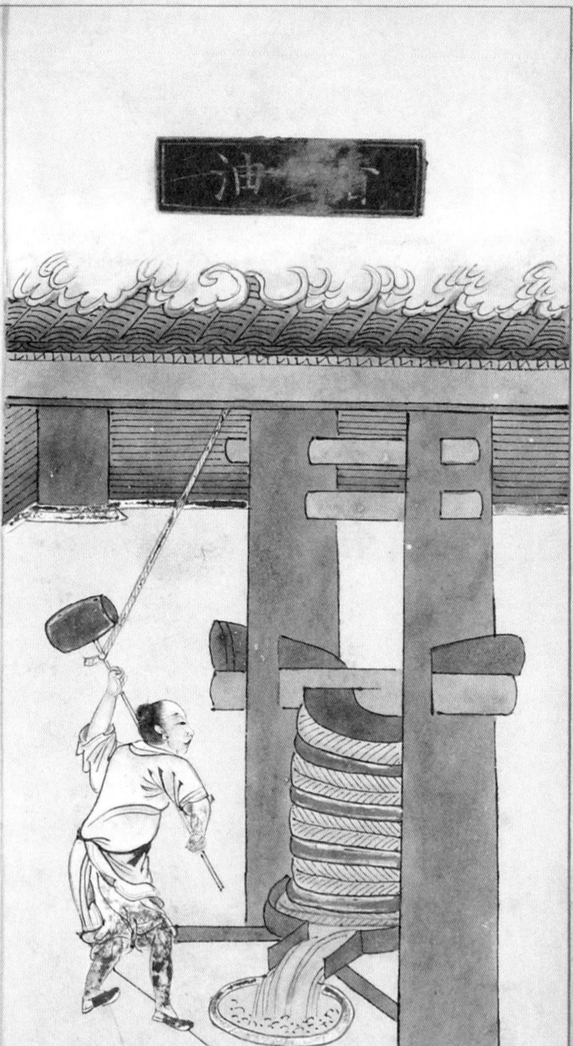

香油

◎养生疗疾功效

润肠通便，润燥利咽。

◎古籍原文翻译

香油，无毒，使三焦的热毒之气下行，通大小肠，能治疗五黄以及蛔虫噬咬造成的心痛，除一切寄生虫。《丹溪心法》中说：香油应该在炒芝麻时获取，人吃起来香美，不会导致生病。如果煎炼食用，与火没有什么差别（增助火热之邪）。

◎中医名词注解

三焦热毒气：上、中、下三焦热毒壅盛之气。

蛔心痛：蛔虫病引起的心区疼痛。

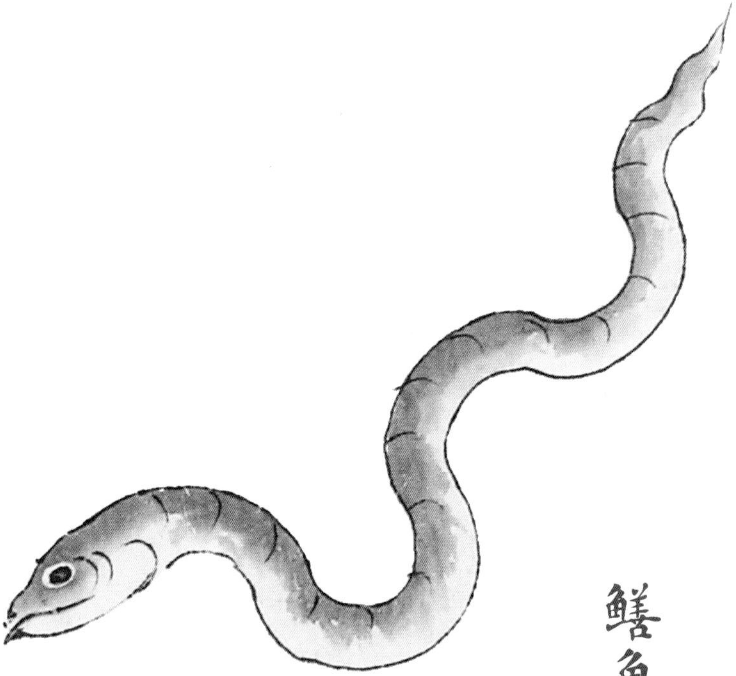

鳝鱼

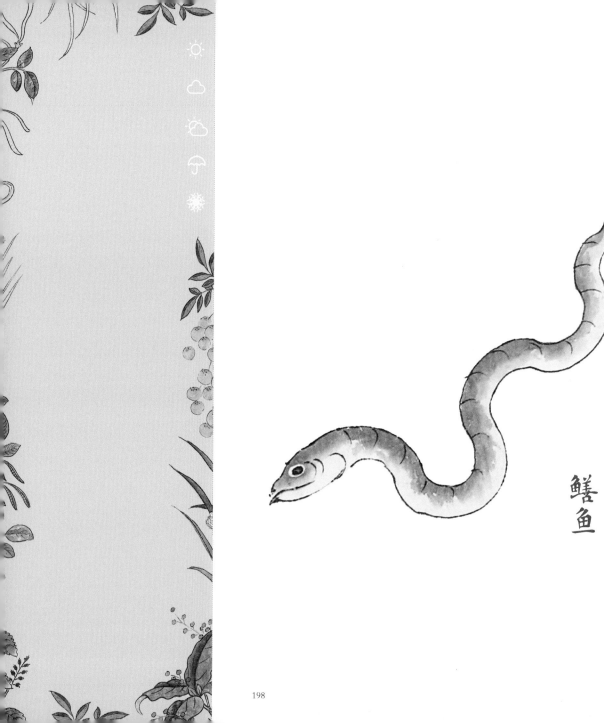

小雪

小雪时节，初雪降临，赣南脐橙上市。瑞雪兆丰年。宋代文学家苏轼认为，最好的时节是初冬。其诗曰：『荷尽已无擎雨盖，菊残犹有傲霜枝。一年好景君须记，最是橙黄橘绿时。』东晋书法家王羲之书《快雪时晴帖》，是流芳千古的书法艺术神品。

小雪的节气厨房菜是烤鳗鱼。

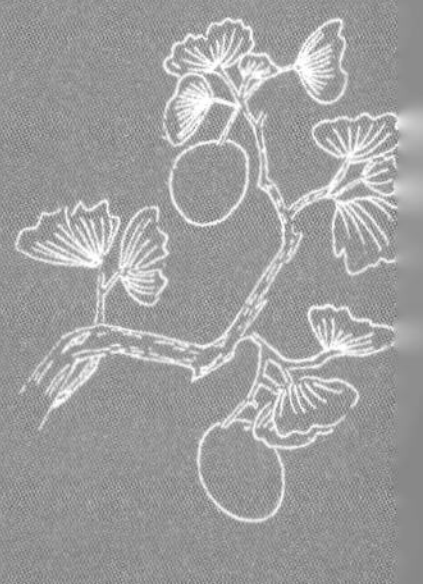

鳝鱼

卷四。鱼类

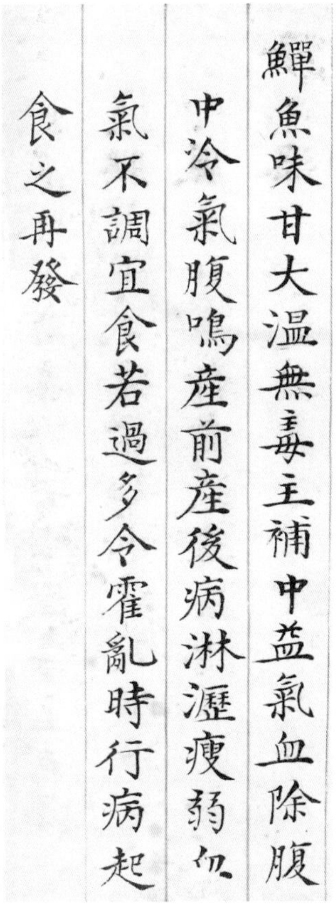

鱓魚味甘大温無毒主補中益氣血除腹中冷氣腹鳴產前產後病淋瀝瘦弱血氣不調宜食若過多令霍亂時行病起食之再發

鳝鱼，味甘，大温，无毒。主补中，益气血，除腹中冷气，腹鸣，产前产后病，淋沥，瘦弱，血气不调，宜食。若过多，令霍乱时行病起，食之再发。

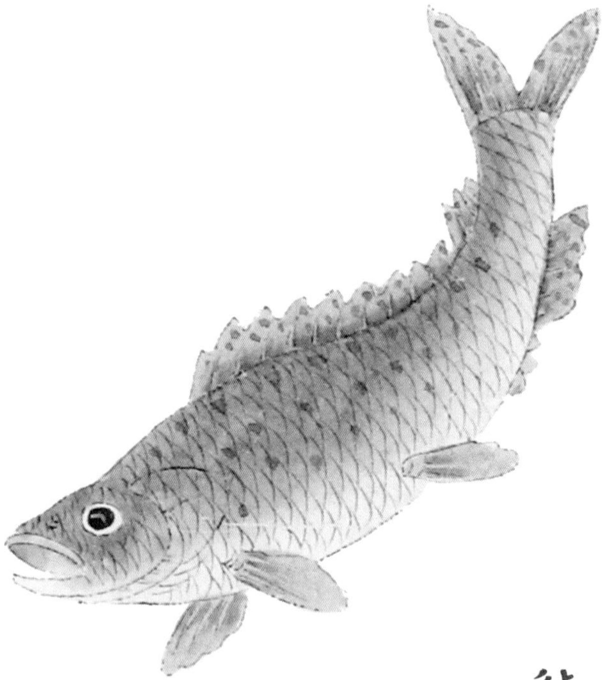

鲈鱼

小雪

第一候 虹藏不见

迎冬小雪至，应节晚虹藏。
玉气徒成象，星精不散光。

——［唐］徐敞《虹藏不见》

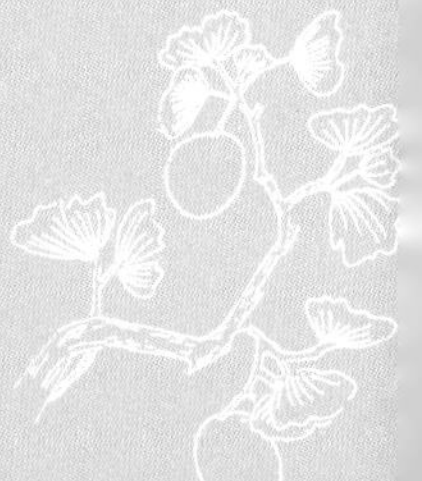

鲈鱼

卷四。鱼类

鱸魚平補五臓益筋骨和腸胃安胎治水氣食之宜人作鮓尤良暴乾甚香美雖有小毒不致發病一云發痃癖及瘡腫不可與乳酪同食中毒以蘆根汁解之

鲈鱼，平，补五脏，益筋骨，和肠胃，安胎，治水气，食之宜人，作鲊尤良，暴干甚香美。虽有小毒，不致发病。一云：发痃癖及疮肿。不可与乳酪同食，中毒，以芦根汁解之。

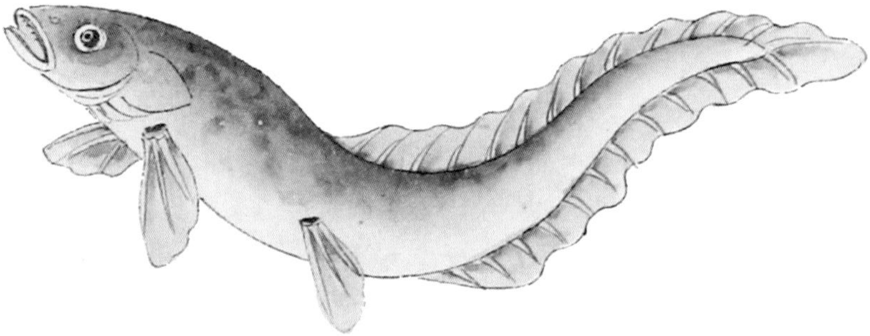

鳗鲡鱼

鳗鲡鱼

卷四。鱼类

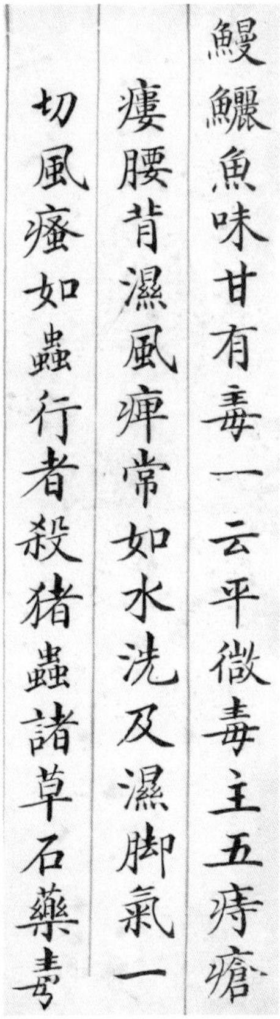
鰻鱺魚味甘有毒一云平微毒主五痔瘡
瘻腰背濕風痺常如水洗及濕脚氣一
切風瘙如蟲行者殺猪蟲諸草石藥毒

鳗鲡鱼，味甘，有毒。一云：平，微毒。主五痔疮瘘，腰背湿风痹常如水洗，及湿脚气，一切风瘙如虫行者，杀猪虫、诸草、石药毒。

小雪

第二候

天气上升

地气下降

昔我往矣，杨柳依依。

今我来思，雨雪霏霏。

行道迟迟，载渴载饥。

我心伤悲，莫知我哀！

——［先秦］《诗经·小雅·采薇》

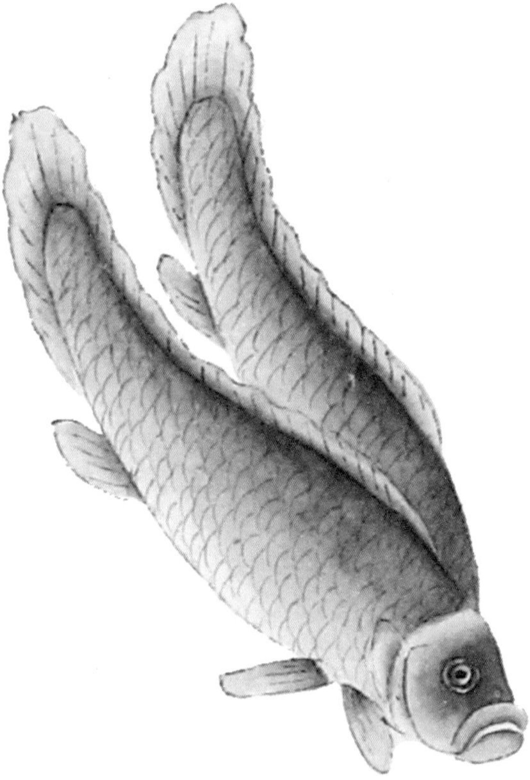

比目鱼

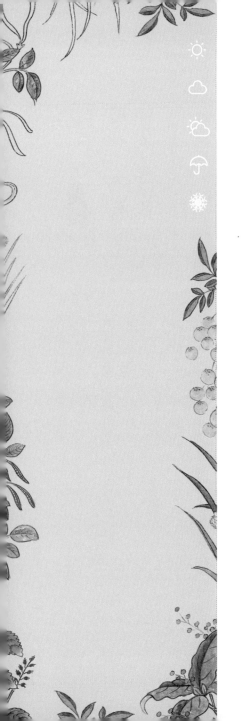

小雪

第三候

闭塞而成冬

蓝田十月雪塞关，我兴南望愁群山。
攒天嵬嵬冻相映，君乃寄命于其间。
——〔唐〕韩愈《雪后寄崔二十六丞公》

比目鱼

卷四。鱼类

比目魚平補虛益氣力多食稍動氣

比目鱼，平，补虚，益气力，多食稍动气。

清明既醉既飽飲食聚中傷勞脾胃停
濕生痰酒能生火助欲因而不謹致病
朱子曰但以醉為節可也

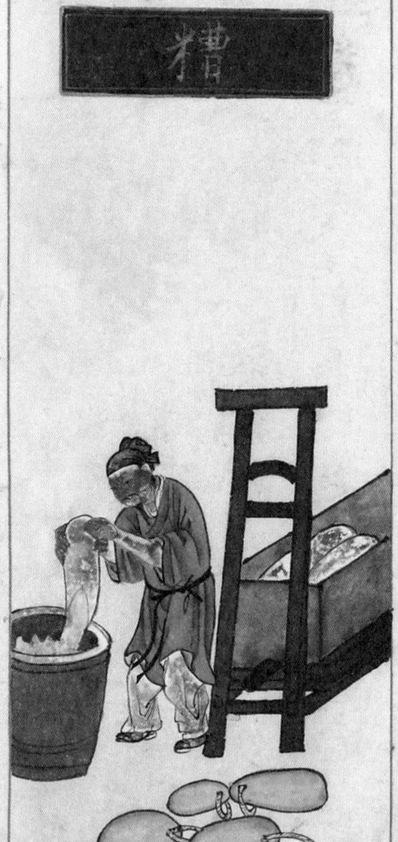

糟味鹹温中消食殺魚腥去菜毒潤皮膚

糟

◎养生疗疾功效

温中，消食，去鱼腥，润肤。

◎古籍原文翻译

糟，味咸，可温暖中焦脾胃，助消食，去鱼腥，滋润人的皮肤，调理五脏六腑。

◎中医名词注解

温中：温暖脾胃。

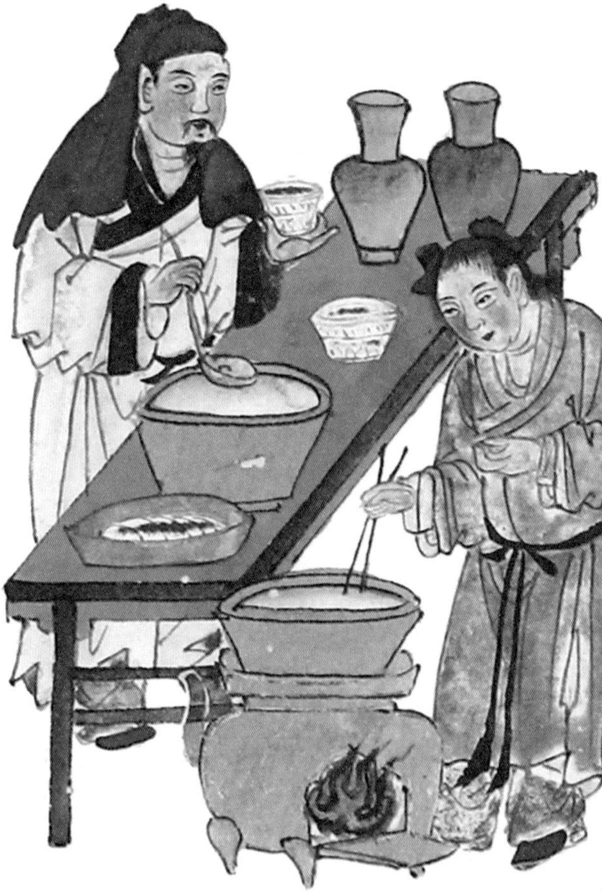

酥

大雪

冬季，民间有『小雪腌菜，大雪腌肉』的说法。隆冬时节，腌制腊肉、腊肠，酿酒是人们准备过年的忙活。下雪的日子里，古人的生活是诗意又浪漫的：煮雪烹茶、踏雪寻梅、江雪垂钓、围炉饮酒。大雪的节气厨房菜是酱卤驴肉。

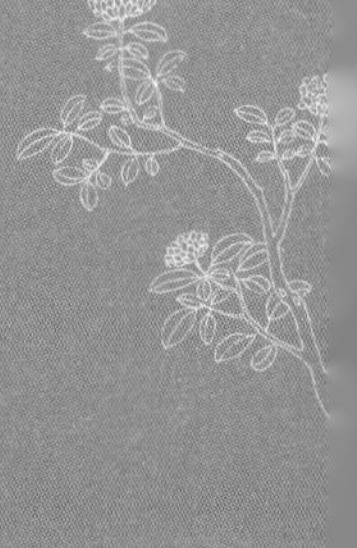

酥

卷四。味类

酥微寒甘肥補五臓利大腸主口瘡酪味甘酸寒無毒主熱毒止渴解散發痢除胸中虛熱身面上熱瘡肌瘡醍醐主風和脾氣通潤骨髓乳腐潤五臓利大小

酥，微寒，甘肥，补五脏，利大肠，主口疮。酪味甘酸，寒，无毒。主热毒，止渴，解散发痢（利），除胸中虚热、身面上热疮、肌疮。醍醐，主风，和脾气，通润骨髓。乳腐，润五脏，利大小便，益十二经脉，微动气。

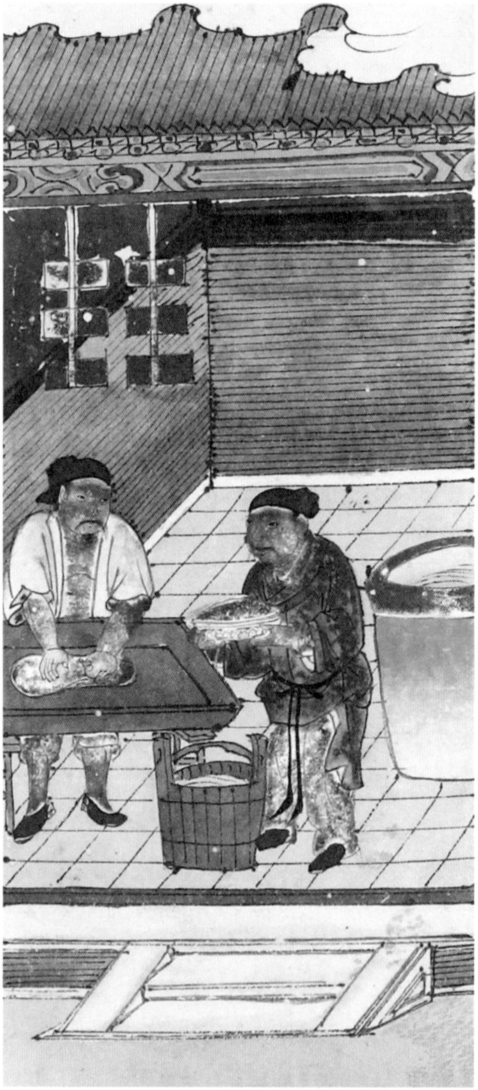

曲

大雪

第一候 鹖旦不鸣

千山鸟飞绝，万径人踪灭。
孤舟蓑笠翁，独钓寒江雪。
——［唐］柳宗元《江雪》

曲

卷四。味类

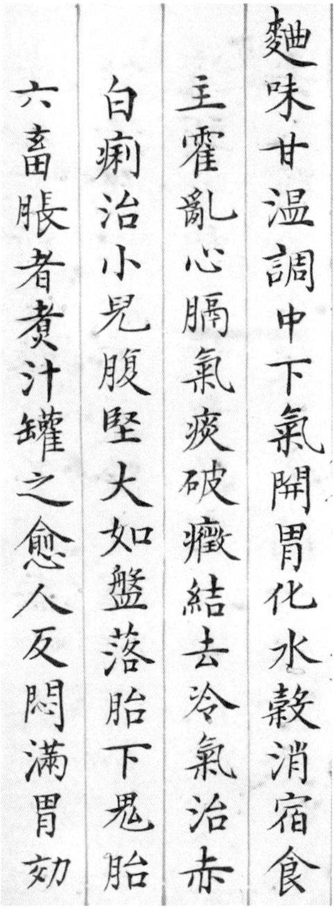

麯味甘温調中下氣開胃化水穀消宿食
主霍亂心膈氣痰破癥結去冷氣治赤
白痢治小兒腹堅大如盤落胎下鬼胎
六畜脹者煑汁罐之愈人反悶滿胃効

曲，味甘，温。调中下气，开胃，化水谷，消宿食，主霍乱，心膈气痰，破症结，去冷气，治赤白痢，治小儿腹坚大如盘，落胎，下鬼胎。六畜胀者，煮汁罐（灌）之愈。人反闷满胃，效神于药。

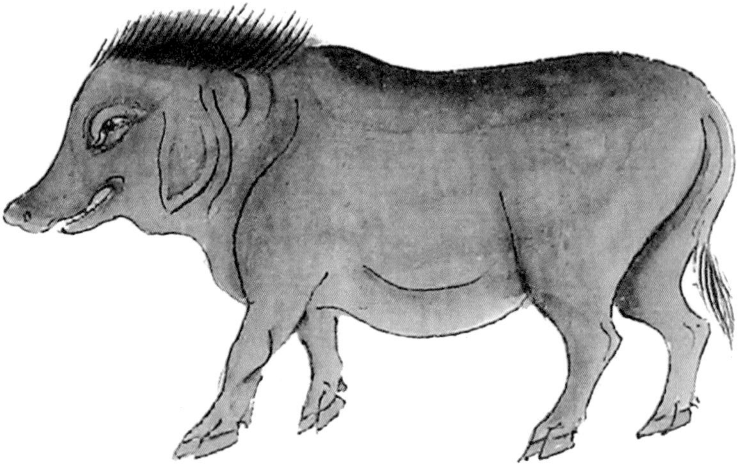

猪肉

猪肉

卷三。兽类

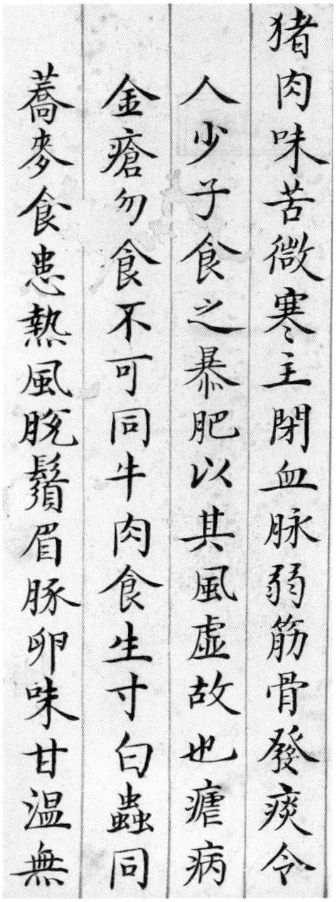
猪肉味苦微寒主閉血脉弱筋骨發痰令人少子食之暴肥以其風虚故也瘧病金瘡勿食不可同牛肉食生寸白蟲同蕎麦食患熱風脫鬚眉豚卵味甘温無

猪肉，味苦，微寒。主闭血脉，弱筋骨，发痰，令人少子，食之暴肥，以其风虚故也。疟病金疮勿食，不可同牛肉食，生寸白虫。同荞麦食，患热风，脱须眉。豚卵，味甘，温，无毒。

虎始交

第二候

大雪

老夫聊发少年狂，左牵黄，右擎苍，锦帽貂裘，千骑卷平冈。为报倾城随太守，亲射虎，看孙郎。

——［宋］苏轼《江城子·密州出猎》

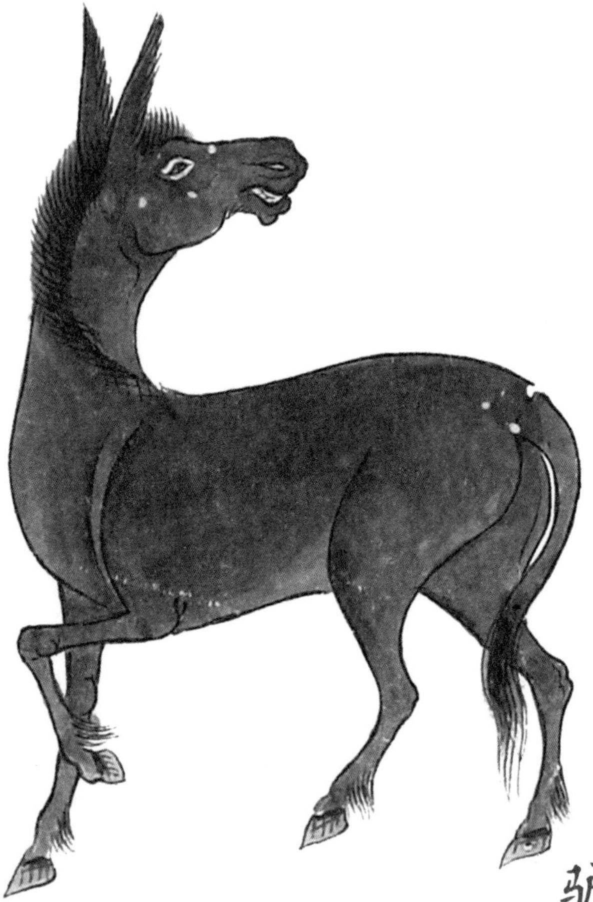

驴肉

大雪 第三候 荔挺出

行年四十尚蚩蚩，独喜年年物色宜。
荔挺始看穿北土，梅花又见放南枝。
——［明］朱诚泳《初度自庆十一月十五日》

驴肉

卷三。兽类

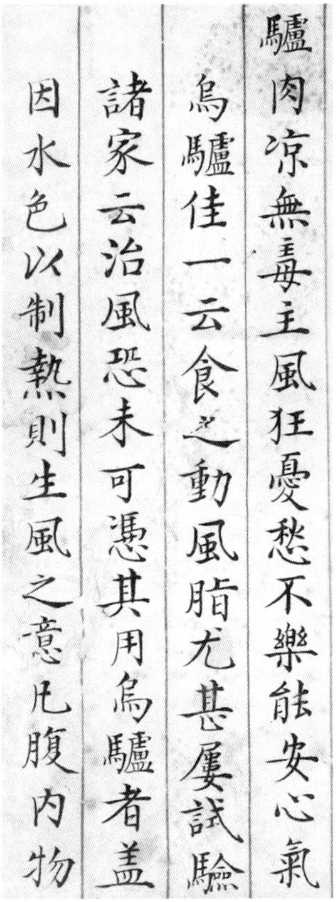
驢肉凉無毒主風狂憂愁不樂能安心氣
烏驢佳一云食之動風脂尤甚屢試驗
諸家云治風恐未可憑其用烏驢者盖
因水色以制熱則生風之意凡腹内物

驴肉，凉，无毒。主风狂，忧愁不乐，能安心气。乌驴佳。一云：食之动风，脂尤甚，屡试验。诸家云治风，恐未可凭。其用乌驴者，盖因水色以制热则生风之意。凡腹内物，食之皆令筋急。尿、屎皆入药。

豉

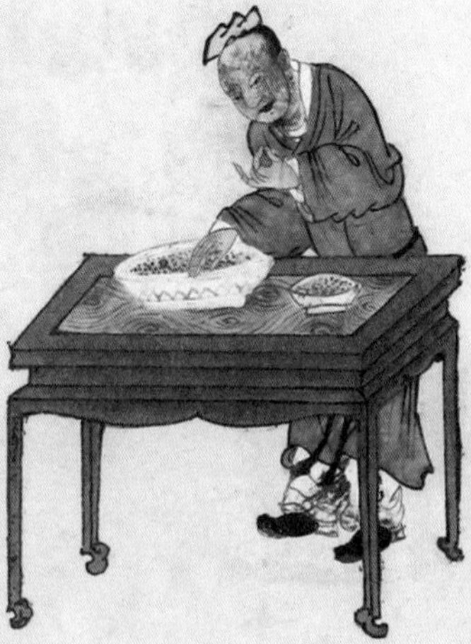

豆豉味苦寒無毒主傷寒頭痛瘴氣惡毒燥悶虛勞喘吸瘧疾骨蒸去心中懊惱發汗殺六畜毒及中毒藥蠱氣各處所造不一蒲州尤佳

豆豉

◎养生疗疾功效

主治伤寒头痛、瘴气、恶毒、燥闷等病状。

◎古籍原文翻译

豆豉，味苦，性寒，无毒。主治伤寒头痛、瘴气、恶毒、燥闷、虚劳、喘息、疟疾、骨蒸等病状，可以去除心中的忧愁烦恼，使身体发汗，可解除六种牲畜和杀药物中毒和毒虫中毒。各地的豆豉制作方法都不一样，蒲州的豆豉最好。

◎中医名词注解

瘴气：古时称岭南地区人迹罕至、潮湿闷热的荒山野岭中，湿热蒸郁致人疾病的瘴疠之气为瘴气。

骨蒸：为阴虚痨瘵的症状，可表现为旦起体凉，日晚即热之潮热，其热有如自骨向外透发称骨蒸，多见于结核性疾病。

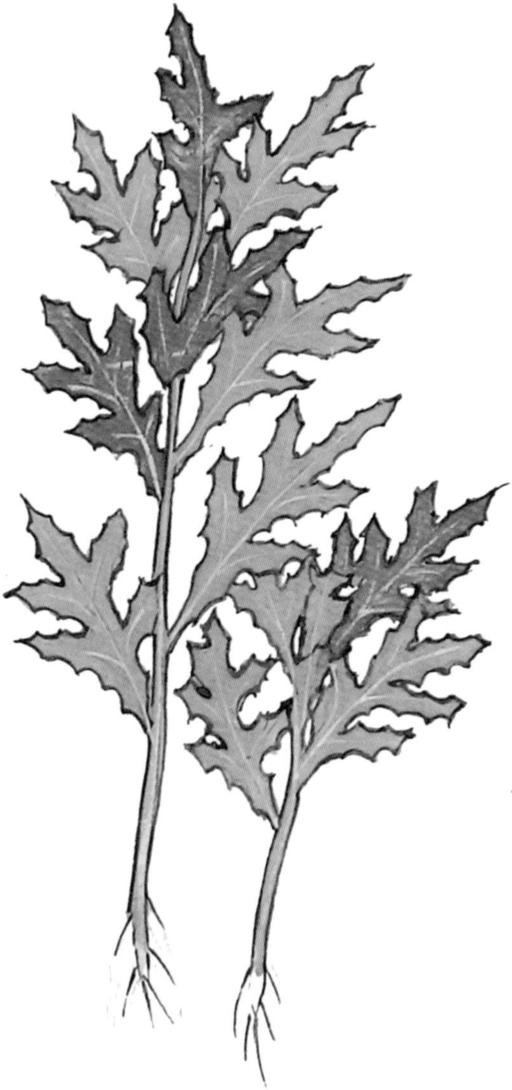

茼蒿

冬至

从冬至开始，『数九』八十一天。关于『数九』的文字记载，南北朝宗懔在《荆楚岁时记》中写道：『俗用冬至日数及九九八十一日，为寒尽。』一年当中最寒冷的时期便是『三九天』。故冬至这天，民间有吃羊肉进补的养生习俗。冬至的节气厨房菜是萝卜炖羊肉。

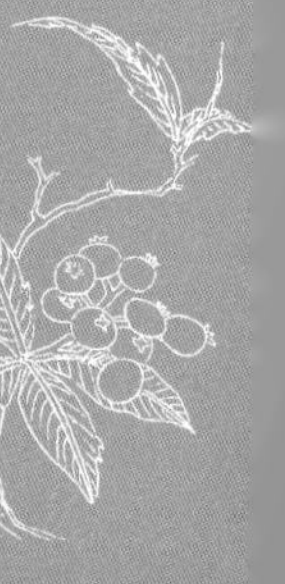

茼蒿

卷一。菜类

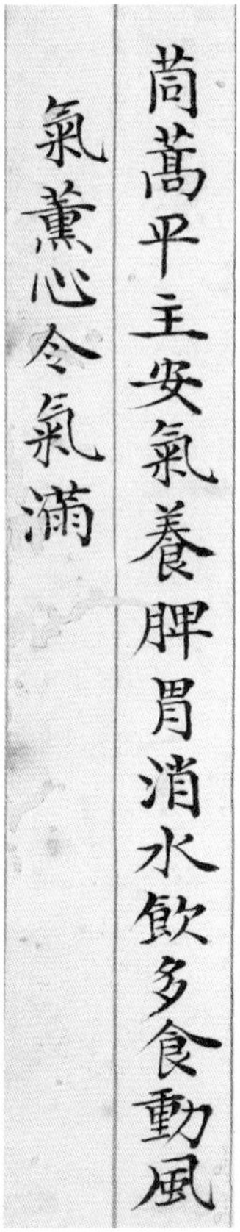

茼蒿平主安氣養脾胃消水飲多食動風氣薰心令氣滿

茼蒿，平。主安气，养脾胃，消水饮。多食动风气，熏心，令气满。

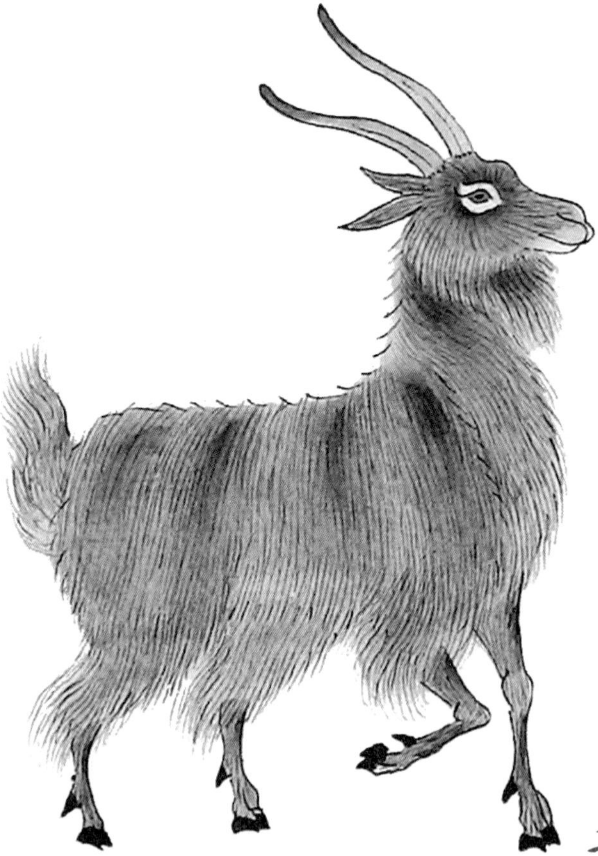

羊肉

羊肉

卷三。兽类

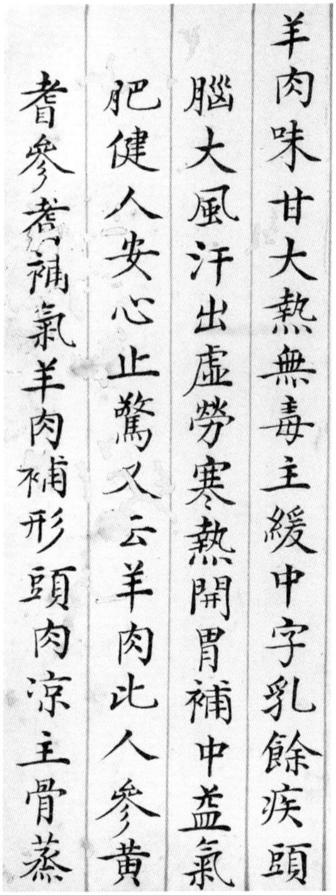
羊肉味甘大熱無毒主緩中字乳餘疾頭腦大風汗出虛勞寒熱開胃補中益氣肥健人安心止驚又云羊肉比人參黃耆參耆補氣羊肉補形頭肉涼主骨蒸

羊肉，味甘，大热，无毒。主缓中，字乳馀（余）疾，头脑大风，汗出，虚劳寒热，开胃，补中益气，肥健人，安心止惊。又云：羊肉比人参、黄耆，参耆补气，羊肉补形。头肉，凉，主骨蒸脑热，缓中安心止惊，热病后宜食，冷病人不宜食。

冬至

第一候 蚯蚓结

冬至子之半，天心无改移。
一阳初动处，万物未生时。
玄酒味方淡，大音声正希。
此方如不信，更请问庖牺。

——［宋］邵雍《冬至吟》

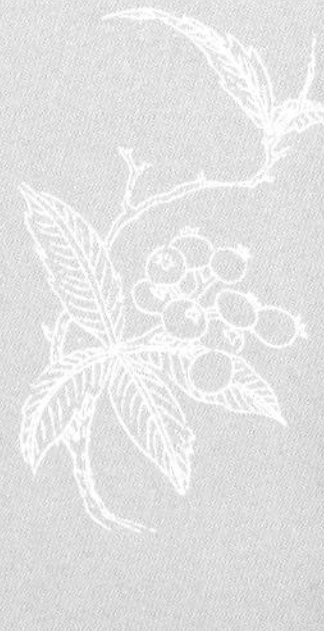

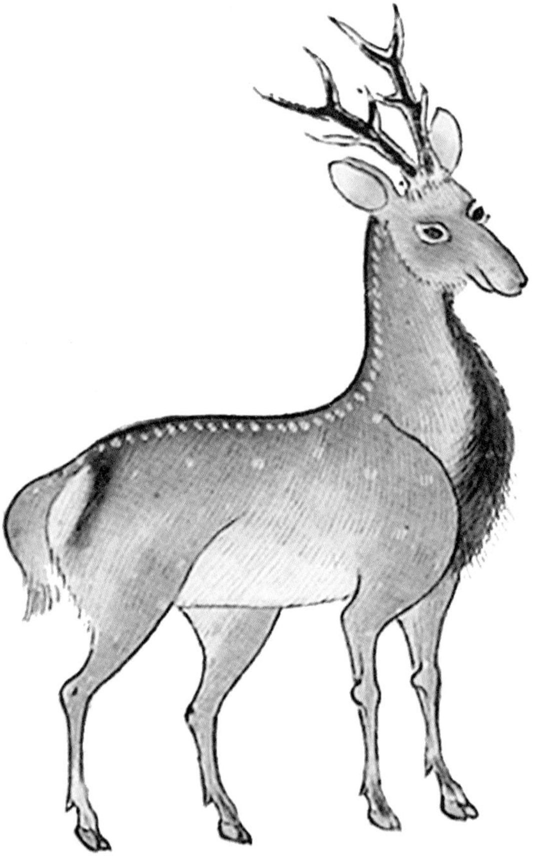

麋肉

第二候

麋角解

冬至

桐烟墨法后松烟，妙赏坡翁已久传。
麋角胶清莹玄玉，龙文刀利淬寒泉。
——[元] 倪瓒《赠沈生卖墨》

卷三。兽类

麋肉

注：珍稀保护动物

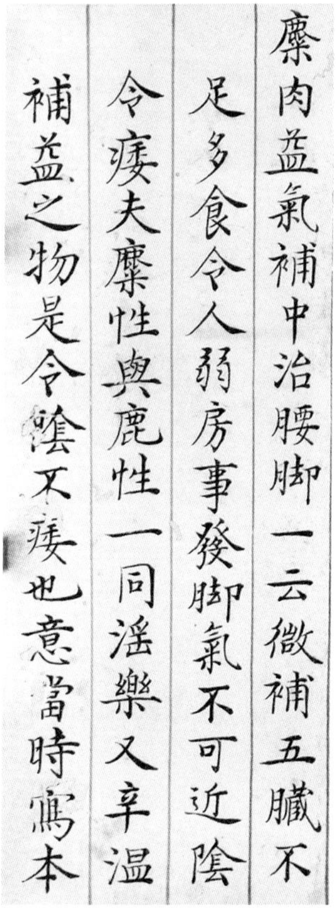

麋肉益氣補中治腰脚一云微補五臟不足多食令人弱房事發脚氣不可近陰令痿夫麋性與鹿性一同淫樂又辛温補益之物是令陰不痿也意當時寫本

麋肉，益气补中，治腰脚。一云：微补五脏不足，多食令人弱房事，发脚气，不可近阴，令痿。夫麋性与鹿性一同淫乐，又辛温补益之物，是令阴不痿也。意当时写本草者逸其字，以讹传讹，大率类此。

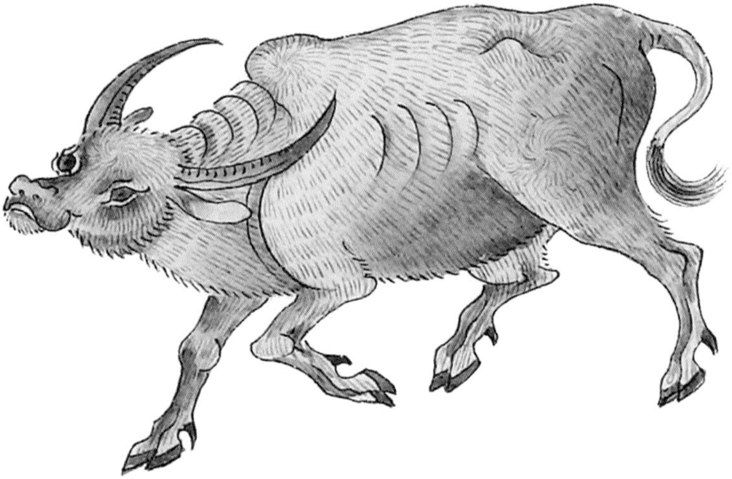

水牛

冬至

第三候

水泉动

酌酒会临泉水，抱琴好倚长松。
南园露葵朝折，东谷黄粱夜舂。
——［唐］王维《田园乐七首·其七》

水牛

卷三。兽类

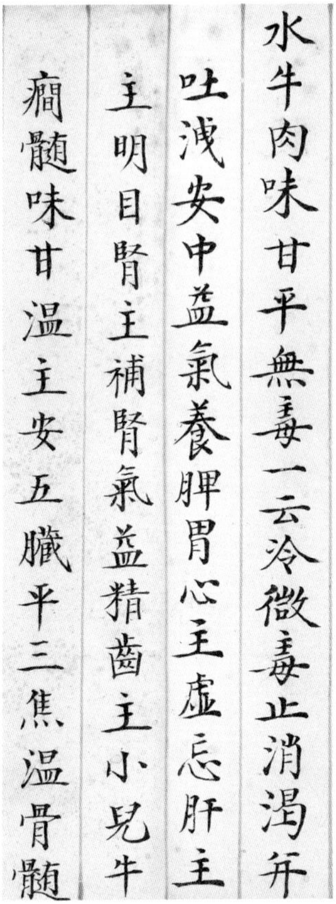
水牛肉味甘平無毒一云冷微毒止消渴并
吐洩安中益氣養脾胃心主虛忘肝主
主明目腎主補腎氣益精齒主小兒牛
癇髓味甘溫主安五臟平三焦溫骨髓

水牛，肉味甘，平，无毒。一云：冷，微毒。止消渴并吐泻，安中益气，养脾胃。心，主虚忘。肝，主明目。肾，主补肾气，益精。齿，主小儿牛痫。髓，味甘，温，主安五脏，平三焦，温骨髓，补中，续绝伤，益气，止泄痢消渴，以酒服之良。

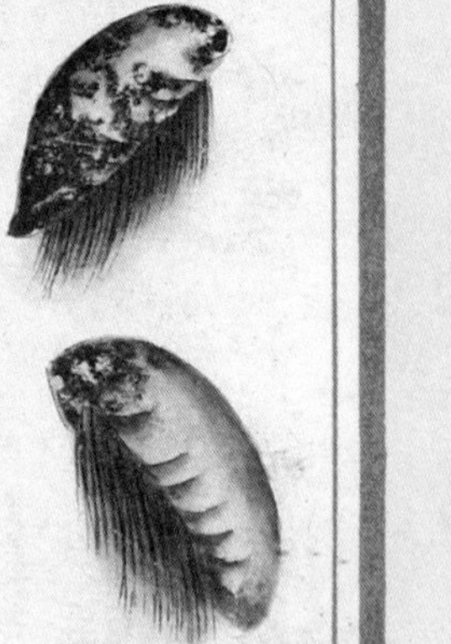

淡菜温無毒補五臟虚損勞理腰脚氣益陽事消食除腹中冷消痃癖潤毛髮產後血結冷痛崩中帶下漏下男子久痢並宜食之煑以五味更妙雖形壯不典甚益人

淡菜

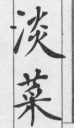

◎养生疗疾功效

补五脏虚损劳、消食、润毛发。

◎古籍原文翻译

淡菜，性温，无毒。可以滋补五脏虚损，益肾而强腰脚，助益阳事，消食，除去腹中冷气，消除痃癖，滋养头发，减缓妇女生产后血瘀结块寒冷疼痛，妇女月经不调，出血过多，白带异常或因肾虚阴道出血不止的病症。男子患有长时间腹泻痢疾的也可食用淡菜。

◎中医名词注解

五脏虚损劳：五脏正气虚弱，劳损。

理腰脚气：益肾而强腰脚。

益阳事：益肾壮阳。

产后血结冷痛：产后血瘀结块，腹内冷痛。

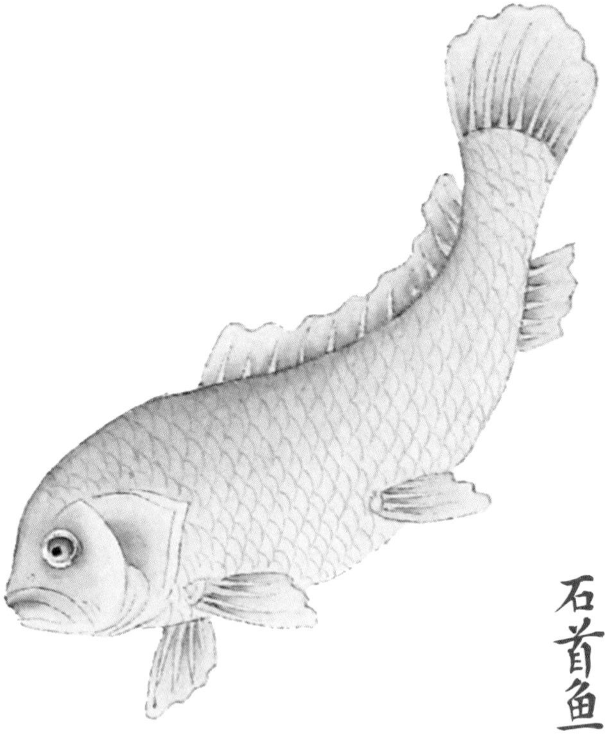

石首鱼

小寒

小寒时节，蜡梅暗香开放，水仙油绿挺秀。梅花是中华民族自强不息精神的象征，是君子高洁品行的象征。梅、兰、竹、菊，被称为『四君子』。梅、松、竹，被称为『岁寒三友』。小寒的节气厨房菜是松鼠鱼。

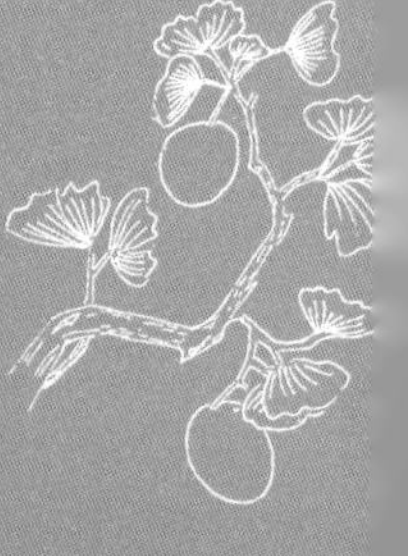

石首鱼

卷四。鱼类

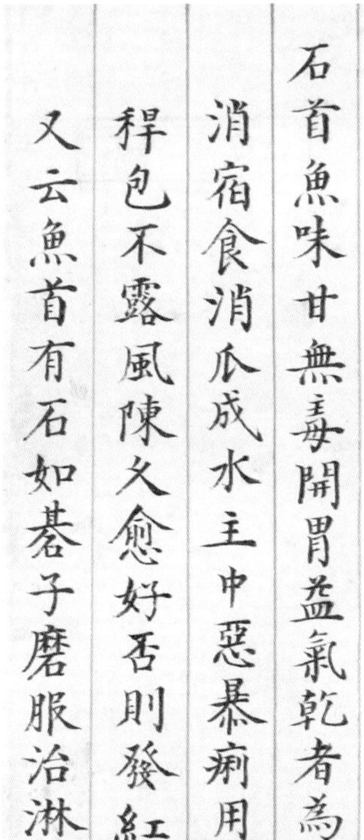

石首魚味甘無毒開胃益氣乾者為鮝魚
消宿食消瓜成水主中惡暴痢用大麥
稈包不露風陳久愈好否則發紅失味
又云魚首有石如碁子磨服治淋

石首鱼，味甘，无毒。开胃益气。干者，为鲞鱼，消宿食，消瓜成水，主中恶暴痢。用大麦秆包，不露风，陈久愈好，否则发红失味。又云：鱼首有石如棋子，磨服治淋。

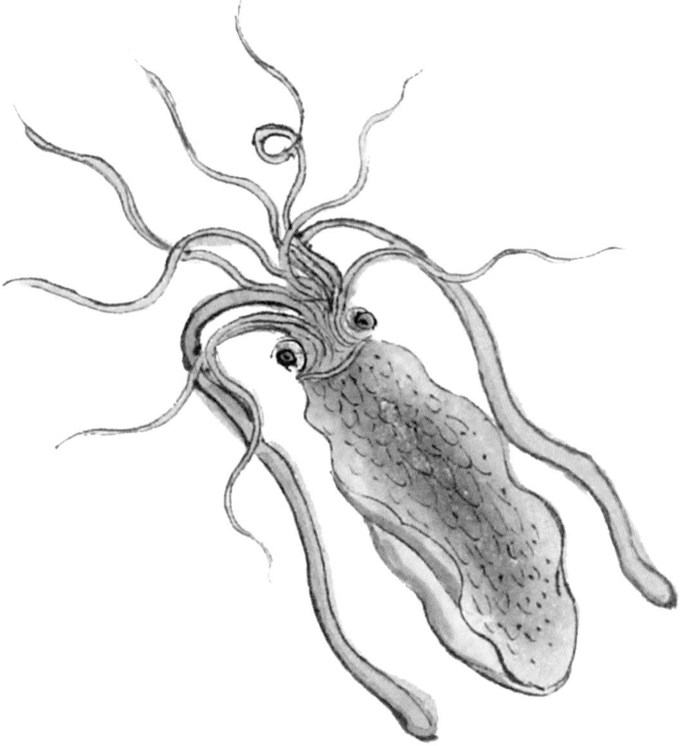

乌贼鱼

小寒

第一候　雁北乡

雁南征兮欲寄边声，雁北归兮为得汉音。
雁飞高兮邈难寻，空断肠兮思愔愔。
——［东汉］蔡文姬《胡笳十八拍》

乌贼鱼

卷四。鱼类

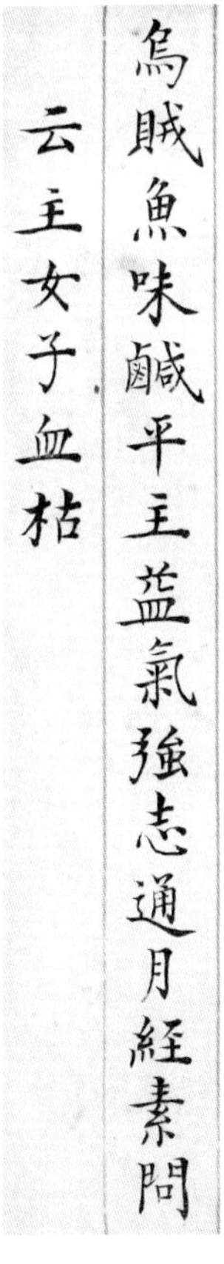
烏賊魚味鹹平主益氣強志通月經素問
云主女子血枯

乌贼鱼，味咸，平，主益气强志，通月经。《素问》云：主女子血枯。

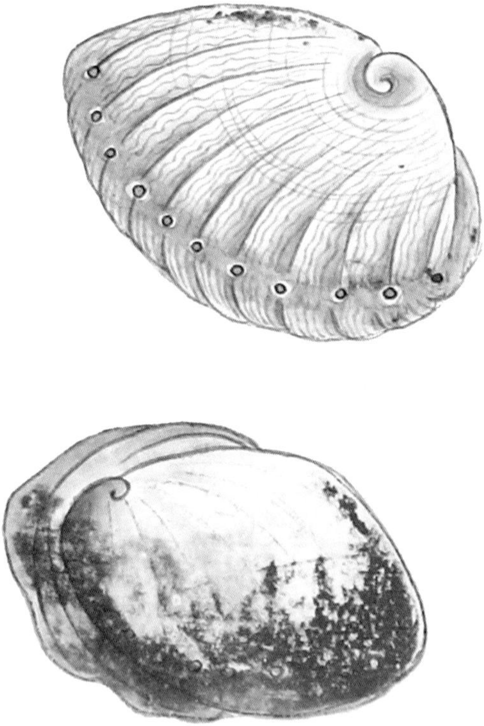

石决明

鹊始巢

第二候

小寒

干戈未定欲何之，一事无成两鬓丝。
踪迹大纲王粲传，情怀小样杜陵诗。
鹡鸰音断人千里，乌鹊巢寒月一枝。
安得中山千日酒，酩然直到太平时。

——［宋］王中《干戈》

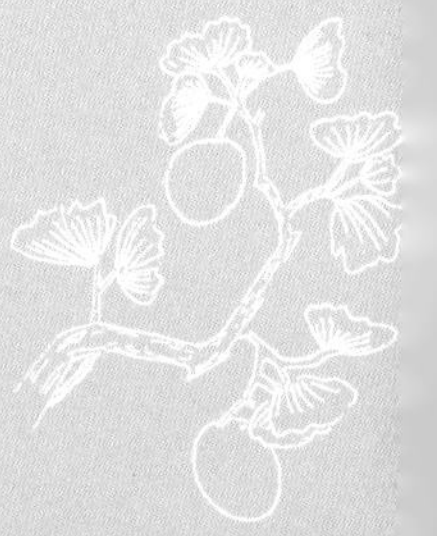

石决明

卷四。鱼类

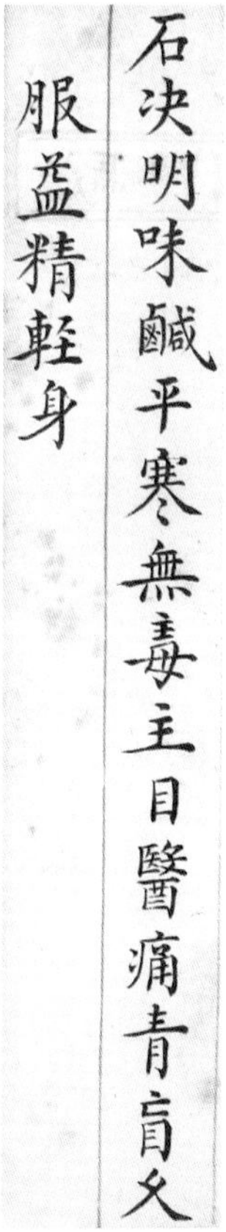
石决明味醎平寒無毒主目瞖痛青盲久服益精輕身

石决明，味咸，平，寒，无毒。主目医（翳）痛，青盲。久服益精轻身。

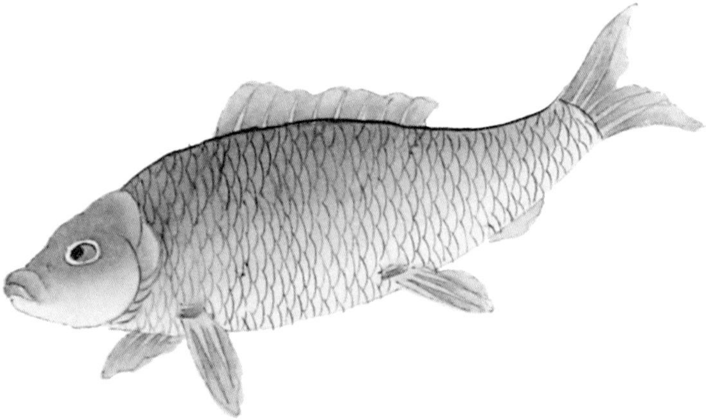

昌侯鱼

第三候

雉始雊

小寒

空中莽落索，晓雪遍平郊。
霰急松鸣叶，声繁竹战梢。
暮鸢饥啄屋，寒雉湿依茅。
谁上梁王赋，淹留感鬓毛。
——［宋］张耒《山雪》

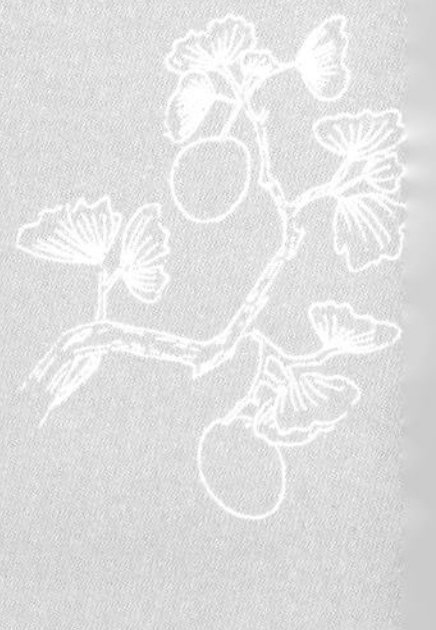

昌侯鱼

卷四。鱼类

昌侯魚味甘平無毒益氣肥健子有毒令
人痢下

昌侯鱼，味甘，平，无毒。益气肥健。子，有毒，令人痢下。

及血病腰腿無力調榮衛助穀氣驅濕
滋脾益肺辛香去惡心嘔逆膈痰心中
酸水多食酸䏻損齒以蜜作煎作糕供
湯食佳凡用勿犯刀鐵

橙

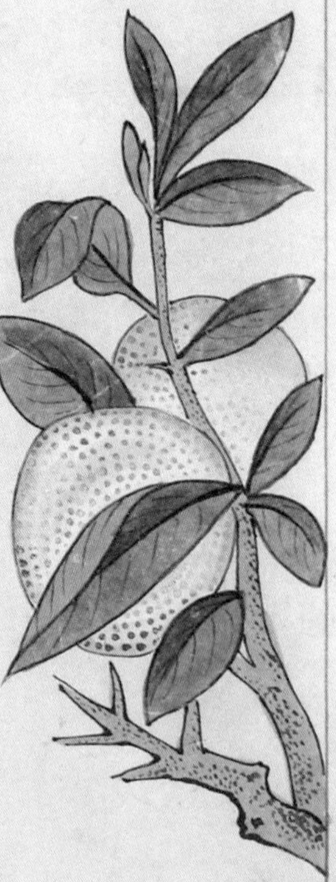

橙皮味苦辛溫散腸胃惡氣消食去惡心

橙

◎养生疗疾功效　散肠胃恶气、消食、去恶心、醒宿酒。

◎古籍原文翻译

橙皮，味苦，辛温。可以散去肠胃之间恶浊之气，有消食之效，去除恶心以及胃中的浮风气，还有醒酒之效。橙皮调和五味，放入鱼、肉以及菜类中食用，气香味美，而且能够解虫、鱼之毒。橙的瓤，挼去其中的酸水，切成细丝，用盐和蜂蜜煎食，能够去除胃中秽浊之气和消除胃胀气。

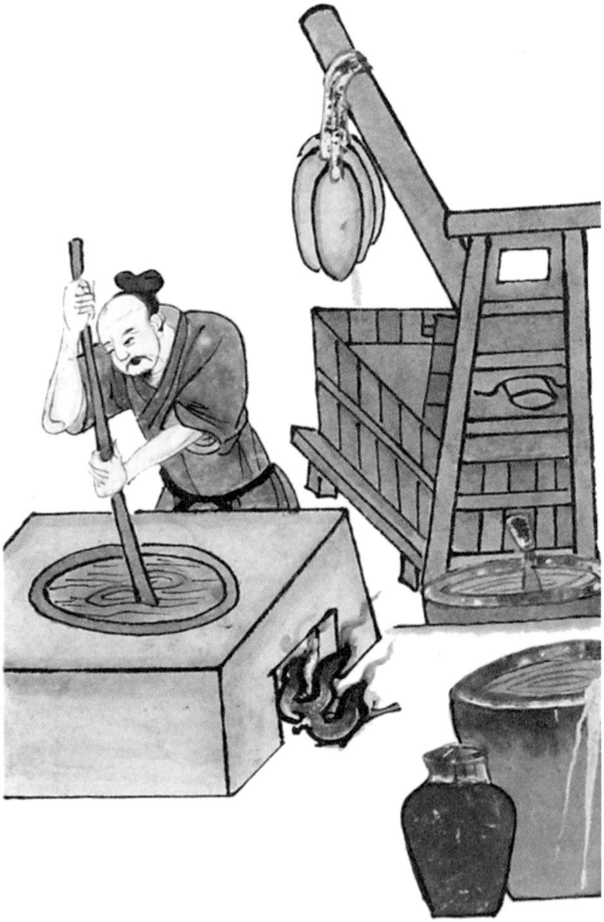

砂糖

大寒

小寒到大寒，天气一天比一天寒冷，可谓『冰冻三尺，非一日之寒』。大寒挨着腊八节。腊八节人们吃腊八粥。过了腊八节，年味越来越浓，家家户户写春联，贴福字，迎接过年。大寒的节气厨房菜是腊八粥。

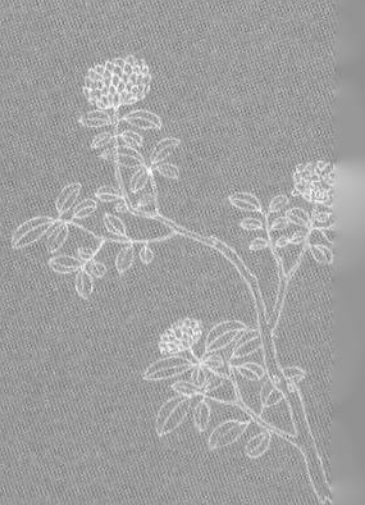

砂糖

卷四。味类

砂糖味甘寒無毒性冷利主心肺大腸熱和中助脾殺蠱解酒毒多食損齒發疳心痛生蟲消肌小兒尤忌同鯽魚食成疳蟲同筍食筍不化成癥同葵菜食生

砂糖，味甘，寒，无毒，性冷利（冽）。主心肺大肠热，和中助脾，杀蛊，解酒毒。多食损齿，发疳，心痛，生虫，消肌，小儿尤忌。同鲫鱼食成疳虫。同笋食，笋不化成症。同葵菜食，生流澼。

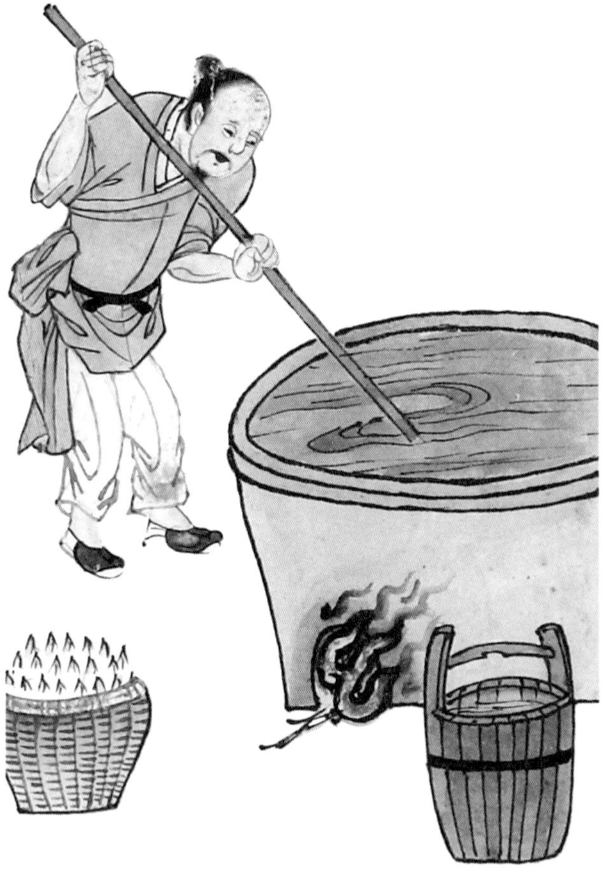
饴糖

第一候 鸡乳

大寒

新柳墙边带雨青，小鸡窗下听谈经。
酒肠爱坐凉风晚，碧落须臾三四星。
——［明］屠侨《酒后南窗晚坐》

饴糖

卷四·味类

飴糖味甘溫無毒入足太陰經有紫色濕
軟者有白色枯硬者主補虛乏止渴消
去惡血潤肺和脾胃魚骨鯁喉中及誤
吞錢鐶服之出中滿不宜用嘔吐家忌

饴糖，味甘，温，无毒，入足太阴经。有紫色湿软者，有白色枯硬者，主补虚乏，止渴消，去恶血，润肺和脾胃。鱼骨鲠喉中及误吞钱环，服之出。中满不宜用。呕吐家忌之。

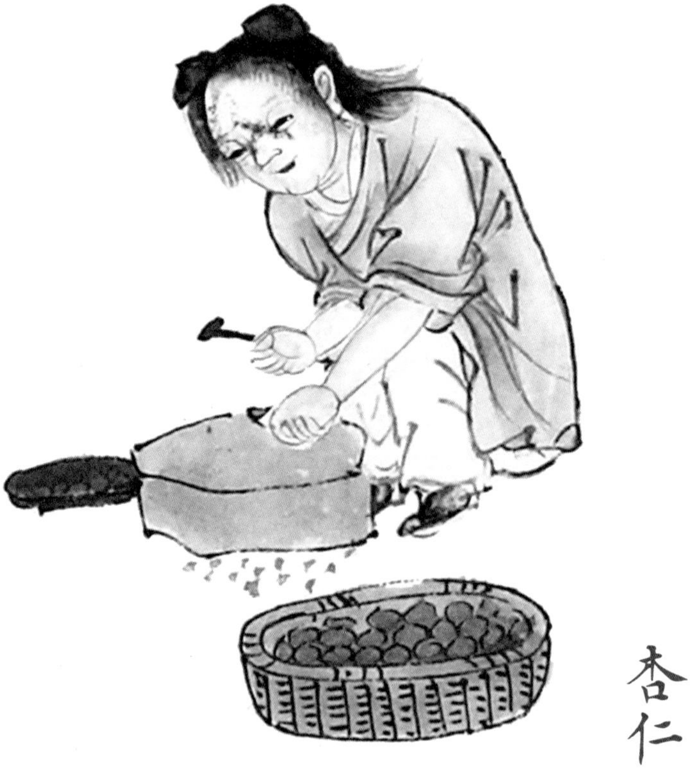
杏仁

大寒

第二候

征鸟厉疾

君生游侠地，感激气何高。
饮尽玉壶酒，赠留金错刀。
雁关飞霰雪，鲸海落云涛。
决去如征鸟，离心空自劳。

——［唐］马戴《赠别北客》

杏仁

卷四。味类

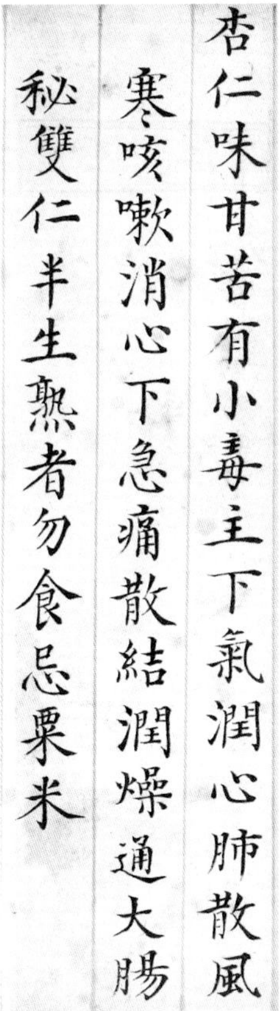
杏仁味甘苦有小毒主下氣潤心肺散風寒咳嗽消心下急痛散結潤燥通大腸秘雙仁半生熟者勿食忌粟米

杏仁，味甘，苦，有小毒。主下气，润心肺，散风寒咳嗽，消心下急痛，散结润燥，通大肠秘。双仁，半生熟者勿食。忌粟米。

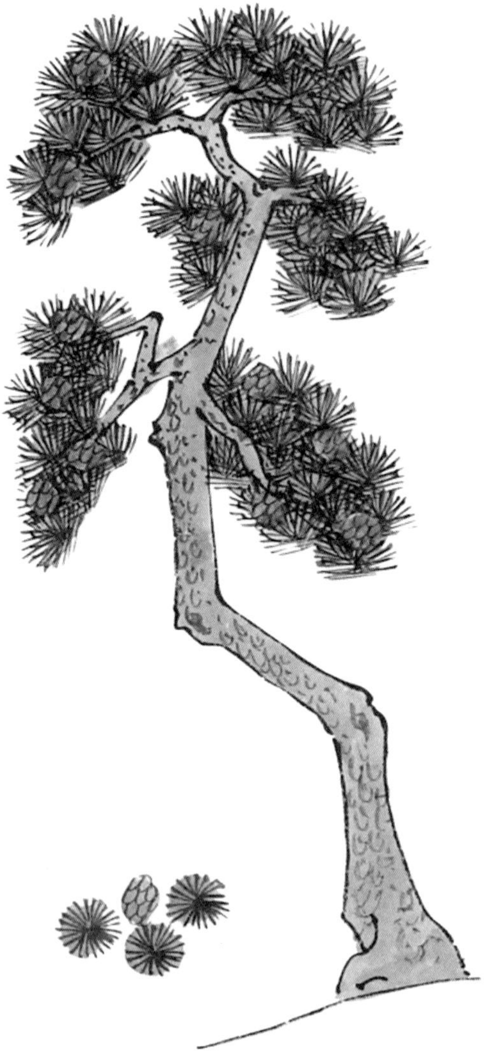

松子

第三候 水泽腹坚

大寒

风裂幽窗水泽坚，寒郊空迥澹无烟。
何因得向桃源去，景气长如二月天。

——［宋］张方平《天寒》

松子

卷二。果类

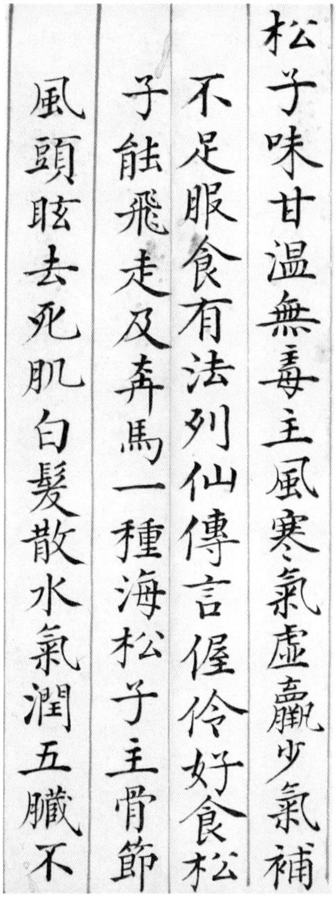
松子味甘温無毒主風寒氣虛羸少氣補
不足服食有法列仙傳言偓佺好食松
子能飛走及奔馬一種海松子主骨節
風頭眩去死肌白髮散水氣潤五臟不

松子，味甘，温，无毒。主风寒气，虚羸少气，补不足。服食有法，《列仙传》言，偓佺好食松子，能飞走及奔马。一种海松子，主骨节风，头眩，去死肌白发，散水气，润五脏，不饥。

無花果味甘開胃止洩痢色如青李而稍長

柚

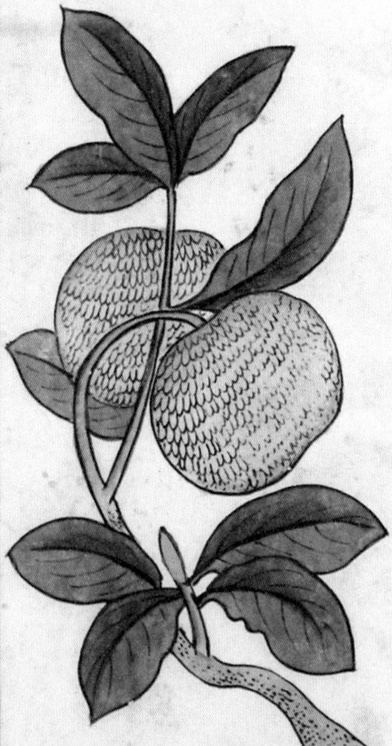

柚橘類本草謂橘柚一物考之郭璞曰柚似橙而大於橘呂氏春秋曰果之美者

柚

◎养生疗疾功效

治疗妊娠期妇女不思饮食，助消化，去除肠胃胀气。

◎古籍原文翻译

柚可治疗妊娠期妇女不思饮食，口中寡淡，去除胃中的恶气，助消化，去除肠胃胀气，解除饮酒导致的酒精中毒，清散喝酒造成的口气。

◎中医名词注解

胃中恶气：胃肠中消化不良，产生酸腐之气。

图书在版编目（CIP）数据

食物本草图谱 / 国图创新编． — 北京 ： 北京出版社，2021.3

ISBN 978-7-200-16322-3

Ⅰ．①食… Ⅱ．①国… Ⅲ．①食物本草—图谱 Ⅳ．①R281.5-64

中国版本图书馆 CIP 数据核字（2021）第 010628 号

策　　划：张立朝　刘　迁
特约策划：李　楠　郑　伟　赵鸿雁
项目统筹：毛宇楠　阮　芳
责任编辑：于　蕊
责任印制：刘文豪
创意设计：刘仲瑄　王　琪　刘　柳　刘思瑶　刘慧雅
装帧设计：张　薇　孙　庚
营销推广：常歆玮　郑　龙　王　尊　杨钰婷　于春燕　张宗达

京版若晴 BBTC 出品

项目企划：宋書房

食物本草图谱

SHIWU BENCAO TUPU

国图创新　编

*

北京出版集团
北京出版社　出版

（北京北三环中路6号）

邮政编码：100120

网址：www.bph.com.cn

北京出版集团总发行

新华书店经销

北京启航东方印刷有限公司印刷

*

190 毫米×190 毫米　24 开本　10.5 印张　60 千字

2021 年 3 月第 1 版　2022 年 5 月第 7 次印刷

ISBN 978-7-200-16322-3

定价：138.00 元

如有印装质量问题，由本社负责调换

质量监督电话：010-58572393

责任编辑电话：010-58572473